여드름·아토피
건선·백반증

면역과 체질 치료로 해결한다

여드름 · 아토피 · 건선 · 백반증
면역과 체질 치료로 해결한다

초판 1쇄 인쇄일 | 2013년 6월 18일
초판 1쇄 발행일 | 2013년 6월 20일

지은이 | 양회정
펴낸곳 | 북마크
펴낸이 | 정기국
편집총괄 | 이헌건
기　획 | 이혜경
디자인 | 서용석 · 최원용
마케팅 · 관리 | 안영미
일러스트 | 이 화

주　소 | 서울특별시 중구 필동2가 25번지 중앙빌딩 2층
전　화 | (02) 325-3691
팩　스 | (02) 335-3691
홈페이지 | www.bmark.co.kr
등　록 | 제 303-2005-34호(2005.8.30)

ISBN | 978-89-92404-83-9 13510
값 | 9,500원

이 책은 저작권법에 따라 보호를 받는 저작물이므로 무단전재와 무단복제를 금하며,
이 책 내용의 전부 또는 일부를 이용하려면 반드시 저작권자와 북마크의 서면동의를 받아야 합니다.

여드름·아토피·건선·백반증
면역과 체질 치료로 해결한다

한의학박사 **양회정** 지음

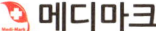
메디마크

CONTENTS

프롤로그

제1장 피부 트러블의 치료는 면역에 있다
01 피부의 문제는 몸의 문제다 • 12
02 피부는 독소를 배출하는 기관이다 • 17
03 피부 면역력을 키워라 • 20
04 여드름과 치료 • 23
05 아토피성 여드름 • 30
06 여드름을 치료하는 데 도움 되는 음식 • 33
07 대상 포진과 치료 • 39
08 아토피 피부염의 원인, 제대로 알자 • 45
09 스테로이드 사용은 오히려 해롭다 • 49
10 아토피와 함께 몸을 괴롭히는 증상들 • 54
11 청소년 아토피를 빨리 치료해야 하는 이유 • 59
12 아토피 치료, 조급함부터 버려야 한다 • 62
13 아토피 피부염, 극복할 수 있다 • 67
14 건선의 치료 • 73
15 백반증의 치료 • 76
16 피부·냉증 치료의 새로운 희망, 빛뜸 • 78
17 빛뜸의 주요 기능 • 82

제2장 만성 피부 질환 치료 : 면역력을 증진시켜야만 된다
01 면역이 최고의 치료제이다 • 86
02 면역과 자율 신경계의 관계 _ 혈액 면역 • 92
03 장이 건강해야 면역력이 좋아진다 _ 장관 면역 • 95
04 몸이 따뜻해야 면역력이 강해진다 _ 체온 면역 • 100
05 바른 생활 습관으로 저체온을 막아라 • 105

제3장 면역 증강은 체질에 맞는 치료여야 효과적이다 : 체질 면역
01 병을 치료할 것인가? 사람을 치료할 것인가? • 110
02 나이 들면 아픈 게 당연하다? • 113
03 혈독이 만병의 원인이다 • 116
04 체질은 몸이라는 우주의 원리다 • 119
05 이제마의 사상 체질 의학 • 122
06 체질 구분의 중요성과 배경 • 126
07 체질별 외형적 특징 • 130
08 체질별 성격과 심성의 특성 • 133

제4장 체질 섭생으로 면역력을 높인다 : 음식 면역
01 당신이 먹는 음식이 당신의 삶을 결정한다 • 140
02 자율 신경을 자극하는 현미와 채식을 즐겨라 • 145
03 섭취하는 음식이 체질에 맞아야 오장육부가 편안해진다 • 148
04 편식해라 • 152
05 보약과 보양식도 체질에 맞아야 효과를 본다 • 157
06 입맛 없을 때 체질 따라 좋은 음식 챙겨 먹자 • 161

프롤로그

많은 사람들이 여드름·아토피·건선 등 피부 질환을 피부의 문제로만 생각합니다. 그래서 피부과에서 받은 처방에 따라 연고를 바르고 항히스타민제 등 가려움증 억제약을 복용하면 나을 것으로 생각하는 경향이 있는 것 같습니다. 물론 간단한 질환이거나 초기라면 그러한 가벼운 방법으로도 치료가 되기도 합니다.

그러나 이미 만성화되어 잘 낫지 않고 재발을 거듭하는 피부 질환은 다른 시각으로 접근해야 합니다. 피부에 나타나거나 우리가 느끼는 증상은 그저 그 원인이 되는 질환의 한 증상일 뿐이고, 사실은 우리 몸 어딘가에 이상이 생겼음을 알리는 신호입니다. 특히 피부는 폐와 대장과 밀접한 관련이 있습니다.

호흡의 과정에도 피부가 5%의 호흡을 담당하는 것으로 알려져 있습니다. 그런데 폐기능이 나빠지게 되면 상대적으로 피부가 더 많은 호흡을 담당하게 될 것입니다. 폐가 호흡을 통해 하는 기능은 우리 몸에서 생산된 이산화탄소를 배출하고 산소를 얻는 것입니다.

그렇다면 호흡의 일부를 담당하는 피부도 마찬가지 기능을 하는 것인데, 폐 기능이 저하된다면 그만큼 더 많은 이산화탄소를 배출해야 합니다. 이산화탄소는 독소입니다. 피부의 역량으로는 과다한 양의 독소를 배출하는 과정에서 피부 기능에 과부하가 걸리고 결국 피부 가려움증이 생기게 되는 것입니다.

또한 소장도 피부 질환에 영향을 줍니다. 소장이 나빠지면 영양소를 흡수하는 과정에서 독소까지 흡수하게 되고, 그 독소가 간에서 제대로 해독되지 못하고 혈액을 타고 피부로 이동하면 피부에 자극을 주어 가려움증을 유발하게 되는 것입니다.

대장 기능이 저하되어도 피부에 영향을 줍니다. 과민성 대장 증세, 궤양성 대장염이 있는 환자들 중 많은 사람들이 피부 가려움을 호소합니다.

우리 신체에 있는 세포는 혈액으로부터 영양을 공급받아서 사는데, 혈액은 소장, 간, 폐, 대장 등을 거치면서 정화를 하게 됩니다. 그런데 이 과정에서 혈액이 정화되지 못하면 병을 유발하게 됩니다. 즉, 오염된 혈액이 질병의 원인이 되는 것입니다. 이처럼 정화되지 못한 혈액이 순환하는 과정에서 간, 폐, 소장, 대장 기능 등이 취약한 사람들은 간, 폐, 소장, 대장이 병에 걸립니다. 그리고 상대적으로 간, 폐, 소장, 대장 기능이 좋은 경우에는 간, 폐, 소장, 대장에는 특별한 병증이 나타나지 않는 대신 머리, 눈, 코, 귀 질환이나 피부 질환이 발생하는 것입니다.

피부에만 질환이 심하게 나타나는 경우, 이것을 여드름·아토피·건선 등 만성 피부 질환으로 보는 것입니다.

오장육부를 한마디로 말하면 피를 만드는 공장이라 할 수 있습니다. 입에서 항문까지, 소장에서 간을 거쳐 신장까지 전부 정상 기능을 발휘하여 좋은 피, 맑은 피가 생산되어 공급될 때 우리 몸이, 우리 피부가 건강해집니다. 그리고 우리가 가지고 있는 100조 개의 세포 하나하나가 건강해지는 것입니다.

그리하면 우리 몸의 면역력이 증가해서 바이러스, 세균 등에 강해지고, 피부에 진드기 같은 이물질이 접근해도 이겨 낼 수 있는 것입니다.

새집 증후군을 모두가 앓는 것이 아닙니다.

진드기가 많은 습한 침대에 자는 모든 사람이 아토피 피부염에 걸리는 것은 아닙니다.

그러므로 다른 그 무엇보다 면역력을 증가하는 치료가 우선적으로 행해져야 합니다. 그것이 바로 해답인 것입니다.

면역력을 강화하는 데는 천연두와 같은 후천 면역을 얻는 것도 중요하지만, 사실은 선천적으로 타고난 면역 체계를 잘 가동시키는 것이 더 중요합니다.

소 잃고 외양간 고친다는 말도 있습니다만, 그래도 외양간을 고치지 않으면 다음에 키우는 소도 잃을 수 있기 때문에 반드시 외양간을 고치고 소를 길러야 되는 것입니다.

근본적인 것을 아는 데는 무엇인가 대가를 지불해야 하고, 대가를 지불하고라도 깨달으면 되는 것입니다. 그리고 깨달았으면 그 과정이 비록 오래 걸리고 힘이 들더라도 반드시 그 길을 가야만 하는 것입니다.

사실 근본을 찾는 데 우회로는 없습니다. 우직하게 한 걸음, 한 걸음, 뚜벅뚜벅, 정도를 향해서 걸어야만 합니다. 그리고 지금까지 잘못 간 길은 되돌아와야만 합니다. 돌아오지 않으면 반대편 길로도 갈 수 없습니다. 돌아오는 데도 시간이 걸리고, 반드시 대가를 지불해야만 합니다. 대가를 지불하지 않고 돌아오는 방법은 없습니다.

여드름·아토피·건선 등의 만성 피부 질환은 면역 체계의 정상화만이 치료의 정답인 것입니다.

피부 면역, 장관 면역, 체온 면역, 혈액 면역을 고려한 체질 섭생, 체질 치료, 빛뜸 치료, 면역 약침 등 복합 치료가 만성 피부 질환의 해답을 드릴 것입니다.

1장

피부 트러블의 치료는 면역에 있다

01. 피부의 문제는 몸의 문제다

일반적으로 피부 질환을 피부 문제로 국한하고 가려움증 같은 증상과 육안으로 보이는 붉기나 염증 같은 증상만을 개선하려는 경향이 강하다. 하지만 피부 질환은 피부만의 문제가 아니다. 피부에 문제가 생겼다는 것은 우리 몸 내부에 문제가 생겼다는 것을 의미한다. 그러므로 그 자체에 대한 치료에만 급급할 것이 아니라 원인을 찾아 근본적인 치료를 함으로써 피부 질환은 물론 내적으로 진행되고 있을 질환들도 치료해야 한다. 피부는 몸 안의 여러 장기들을 감싸고 있다. 그러므로 여기에 트러블이 생겼다면 그 피부와 관련 있는 장기들에도 문제가 발생했을 수 있다. 피부에 나타나는 다양한 증상들은 빙산의 일각처럼 몸이 앓고 있는 여러 질병들의 일부분에 불과한 것일 수 있으므로 주의를 요한다.

피부 바로 밑에는 근육과 많은 혈관, 신경들이 있으며, 근육에 둘러싸인 가슴과 배 속에는 심장, 폐장, 간장, 담낭, 위장 등 중요한 장기가 자리 잡고 있다.

한의서인 《성제총록(聖濟總錄)》에서는 '피부를 아름답고 깨끗하게 하려면 정신적으로 편안한 마음과 긍정적인 사고, 그리고 인체 12경락 기혈(氣血)의 순조로움이 이루어져야 가능하다.'고 기록하고 있다. 또한, 《동의보감(東醫寶鑑)》에서는 얼굴을 맑고 건강하게 하는 비법으로 얼굴 안마법(按摩法)을 다음과 같이 제시하고 있다.

"손바닥을 더워지도록 마찰을 해서 자주 얼굴을 문지르되 二, 三, 七번씩 연달아 문지르면 얼굴이 자연히 빛나고 맑게 된다."
이것은 깨끗한 피부를 가지기 위해서는 기혈의 흐름이 좋도록 몸을 건강하게 유지하면서 피부 자체의 기혈 순환 관리도 동시에 해 주어야 한다는 뜻이다.

이러한 기록에서도 알 수 있듯이 피부의 건강 상태는 오장육부의 건강과 직결되므로 몸, 즉 오장육부가 건강해야 피부에 윤기가 있고 영양이 충분해진다. 그것은 곧 피부에 문제가 생기면 몸속에도 문제가 생겼다는 것을 뜻함을 기억해야 한다.

오장육부의 균형이 깨어지면 피부는 윤기를 잃게 되고, 빈혈이나 혈액 순환에 장애가 생기면 피부가 거칠어진다. 또한 지방이 많아 피가 탁해지면 여드름이 생기며, 콩팥이 나쁘면 머리카락 끝이 갈라진다. 변비가 심해도 피부는 어둡고 잡티가 많아진다. 그러니까 피부의 상태를 좌우하는 것은 단순히 세안이나 화장품 등으로 하는 피부 관리의 차원이 아니다. 폐, 소화기, 기와 혈, 그리고 간장과 신장 기능의 건강함이 피부의 상태를 정하는 것이다.

두드러기를 보자. 두드러기는 알레르기의 일종이라 림프구가 많은 사람에게 생기기 쉽다.

두드러기는 주로 음식 때문에 생기는 경우가 많다. 즉, 어떤 물질이 장에서 흡수되는 과정에서 스트레스가 되어 알레르기 반응을 일으킴으로써 피부에 문제가 생기는 것이다.

그런데 두드러기는 외부에서 들어온 이물질에 의해서만 일어나는 것이 아니다. 심리적 스트레스도 중요한 발병 원인이 된다. 그리고 이러한 외적·내적 스트레스는 우리의 면역 시스템을 약하게 만들어 다양한 형태의 병으로 나타나는 것이다.

한방 기초 이론에 '폐주피모(肺主皮毛)'라는 말이 있는데, 폐가 피부 기능을 담당한다는 뜻이다. 폐는 호흡을 통해 맑은 기운을 흡수하는 기능을 하는데, 폐가 나빠지면 호흡이 정상적으로 이루어지지 않기 때문에 맑은 기운이 우리 몸으로 잘 들어오지 못하게 된다. 그리고 폐는 맑은 기운을 우리 몸으로 들어오게 할 뿐 아니라 몸속의 이산화탄소를 몸 밖으로 내보내는 기능도 한다. 당연히 폐가 건강해야 인체 내부와 외부의 가스 교환이 순조롭게 이루어지기 때문에 피부 상태도 좋아진다.

소화기도 피부 상태에 영향을 미친다. 소화기가 후천적으로 섭취하는 영양분들을 피부에 적절하게 공급하는 작용을 하고 있기 때문이다. 소화 기능이 좋지 않으면 영양 성분이 골고루 오장육부에 전달되지 못하고, 이는 결국 인체의 가장 외부를 덮고 있는 피부에까지 영양 성분이 도달하지 못하게 되는 원인이 된다. 그 결과 가벼운 증상으로는 푸석푸석하고 윤기 없는 피부, 뻣뻣하고 건조한 모발을 가지게 되며, 심할 경우에는 각종 피부 질환을 일으키기도 한다.

또한 소화가 늘 안 되는 증상에 설사나 변비까지 겹치게 되면, 영양분이 오장육부에서 대사(代謝)되고 남은 노폐물의 체외 배출에 문제가 생기게 되고, 연이어 피부에 트러블이 발생하는 중요한 원인이 된다. 특히 지나친 다이어트로 고른 영양 섭취를 하지 못할 경우, 전반적인 영양실조 증상이 나타나는 건 물론이고 소화 기능이 망가지고 피부까지 영양이 결핍되어 심각한 부작용이 나타나기 쉽다.

만성적인 하복부 복통이나 생리통 등 여성과 질환을 호소하는 여성들을 보면 대부분 피부 트러블을 함께 가지고 있다. 이런 여성은 여성과 질환부터 치료해야 건강한 피부 상태로 회복할 수 있다.

기와 혈의 부족과 순환 장애도 피부를 시들게 하는 원인이다. 기와 혈은 우리 몸 전체의 영양을 좋게 하고 생기 있게 하는 근본 물질이다. 이러한 기와 혈은 피부뿐만 아니라 우리 몸 전체의 노화 작용과 밀접한 관계를 갖고 있다.

기와 혈이 부족해지면 인체 내부로는 오장육부를, 인체 외부로는 피부와 모발 등을 건강하고 윤택하게 유지하는 작용에 문제가 생긴다. 반대로, 기혈이 풍부하면 피부뿐 아니라 머리카락, 손톱, 입술 등의 색깔이 곱고 선명하고 탄력이 생기는 등 우리 몸 전체가 윤기가 난다.

피부 마사지가 건강한 피부를 유지하는 데 도움이 되는 까닭이 바로 기와 혈의 순환을 돕기 때문이다. 지속적인 효과가 있는 것은 아니지만 반복해서 관리한다면 이 역시 피부에 긍정적인 역할을 한다.

02. 피부는 독소를 배출하는 기관이다

인체의 독소를 밖으로 배출하는 기관 중에서 가장 넓고 큰 기관이 피부다. 독소 배출 작용에는 간장(肝臟) 기능이 함께 작용하는데, 간장은 외부에서 들어온 독소와 인체 내의 신진대사 중에 생긴 독소와 노폐물을 해독하고 배출하는 기능을 한다. 외부에서 인체에 들어오는 독소는 각종 화학 물질, 알코올, 약, 담배, 부적합한 음식 등이며, 인체 내부에서는 호르몬, 비타민, 콜레스테롤, 지방산 등으로부터 독소가 생길 수 있다.

간장의 기능이 활발하여 독소와 노폐물을 적절히 해독하고 처리하면 별 문제가 되지 않는다. 그렇지만 간장의 기능이 약하면 미처 해독되지 않은 독소들이 전신을 순환하며 다른 배출구를 찾게 되는데, 그 중의 하나가 피부다. 독성 물질이 피부를 통해 배출될 때 나타나는 증상이 바로 피부병, 피부 조기 노화, 비정상 피부 착색 등이다.

피부는 독소뿐 아니라 체내의 정상 생리 작용을 통해 몸에 저장되고 남은 노폐물을 배출하는 데도 큰 역할을 하는데, 체내 노폐물을 배출하는 것은 신장(腎臟) 기능과 밀접한 관계가 있다.

몸속의 물은 오줌이나 땀으로 되어 신장과 피부를 통해 몸 외부로 배설된다. 또한, 몸속의 암모니아도 간에서 독성이 없는 요소로 바뀌어서 역시 신장에서 외부로 배설하게 된다. 그렇기 때문에 신장의 기능이 저하될 경우 피부색이 탁해지고 부종이 생기며, 피부를 통해 밖으로 노폐물을 배설하는 기능이 떨어지게 된다. 노폐물을 걸러 소변으로 배설시키는 신장은 이외에도 인체의 성장과 노화에 관련된 영양 물질을 유지, 공급하는 데에 가장 중요한 역할을 한다.

이렇듯 만성 피부 질환과 자가 면역 질환은 인체 내부의 모든 기관과 관계가 있다. 하지만 그 중에서도 가장 밀접한 연관이 있는 조직은 장 점막이다. 점막은 소화관, 기도, 생식 기관 등의 내벽을 덮는 부드러운 조직으로, 피부에 어떤 증상이 나타나면 장 점막에는 훨씬 이전부터 문제가 생긴 것으로 보면 된다.

현재까지 알려진 피부 질환의 종류는 1,400여 종이 된다고 한다. 이것은 국부에 나타나는 질환과 전신 질환의 일부로 나타나는 증상을 모두 합친 것이다.

세균에 의한 피부 질환과 바이러스에 의한 피부 질환은 경제 성장으로 생활수준이 향상되면서 점차 사라지고 있다. 이것은 영양 상태가 좋아져서 감염성 질환에 대한 저항력이 높아진데다 다양한 의약품이 개발되었기 때문이라 볼 수 있다.

그러다가 1980년 이후부터 아토피, 건선, 백반증 등 만성 피부병 환자들과 자가 면역 질환 환자들이 증가하였다. 이러한 질환들은 세균이나 바이러스에 의한 것이 아니기 때문에 양약으로는 근본적인 치료가 안 된다.

03. 피부 면역력을 키워라

건강한 피부, 아름다운 피부는 비싼 화장품을 쓴다고 얻을 수 있는 것이 아니다. 피부 건강은 피부 면역력이 좌우한다.

면역은 외부의 독소나 균, 병원체 등으로부터 우리 몸을 보호하기 위해 방어하고 저항하는 것으로, 외부로부터 어떤 영향을 받든 우리 몸을 일정한 상태로 유지하려는 기능을 하는 자체 건강 시스템이다. 이러한 면역 시스템에 문제가 생기면 신체의 여러 기관들의 기능 저하가 일어나고, 여러 가지 질병으로부터 몸을 지키는 데 역부족 상태가 된다.

피부 역시 마찬가지다. 피부 면역력이 떨어지면 피부가 외부 자극으로부터 스스로를 보호하고 재생하는 능력을 건강한 상태와 동일하게 유지하기 어려워진다. 따라서 외부 자극을 그대로 받아들일 수밖에 없다. 그 결과 아토피나 피부 가려움증, 건선 등과 같은 면역 질환으로 인한 피부병이 쉽게 생기는 것이다.

원인이 피부 면역력 약화인데 증상 치료만 한다면 피부를 건강한 상태로 되돌릴 수가 없다. 당연히 피부 질환을 치료하기 위해서는 면역력을 높여 주면서 증상 치료를 병행해 줘야 한다. '몸이 건강해야 피부도 건강하다'는 이 당연한 말도 바로 면역에 피부 질환의 원인이 있기 때문에 나온 말이다.

피부 면역력을 높이려면 저염 식단, 저당 식단 그리고 발효 식품 등을 통해 체내 면역력을 높이는 데서 시작되어야 한다.

피부 면역력을 높이기 위해서는 다양한 방법이 있지만 첫째, 신선한 물을 충분하게 마시는 게 필요하다. 물은 인체의 모든 생리 활동과 대사 과정에 필수적이며, 특히 세포 간의 소통과 해독에 중요한 역할을 한다. 만약 체내에 물이 부족하면 혈액 순환이 원활하지 않고 독소를 배출시키지 못할 뿐만 아니라 세포 활동에 필요한 에너지를 제대로 생산하지 못한다. 때문에 면역 세포들의 활동도 정상적일 수 없다.

둘째, 유기농 음식을 섭취하면 피부 면역력을 향상시키는 데 좋다. 세포 활동에 필수적이고 해독 작용을 도우며 면역 세포를 활성화시키는 데 필요한 비타민과 미네랄, 효소 등이 풍부하기 때문이다. 병원균이나 중금속, 환경 호르몬 등의 환경 독소 등에 오염되어 있거나 칼로리만 높고 영양소가 부족한 음식들은 해독 기능이 부족하고 면역 세포의 활동도 떨어뜨린다.

셋째, 질 높은 숙면을 취한다. 미인은 잠꾸러기라는 말이 있듯이 수면과 피부와의 상관관계는 떼려야 뗄 수 없다. 충분한 수면은 우리 몸의 면역 기능을 높여 줄 뿐 아니라 수면 중에 손상된 세포와 조직이 치유되는 과정이 이루어지기 때문이다.

넷째, 운동을 비롯하여 충분한 활동을 하는 게 좋다. 현대로 올수록 생활이 편리해져 움직이는 양이 적어져서 오히려 건강에 부정적인 영향을 끼치고 있다. 운동을 하면 엔도르핀 생산이 증가하고 우리 몸에 있는 면역 세포 중 중요한 NK 세포의 활동이 활발해져서 암이나 세균에 대한 저항력이 커진다.

다섯째, 햇빛을 충분히 받는다. 햇빛은 체내의 비타민 D의 합성을 촉진시켜서 면역 세포의 활동을 도와주고 각종 암의 발생을 감소시킨다. 하지만 지금은 오존층이 파괴되어 자외선이 지구 표면에 많이 도달하므로 햇빛에 몸을 과도하게 노출하는 것은 오히려 해로울 수 있으므로 주의해야 한다.

그 외에 소식하고, 스트레스를 멀리하고, 많이 웃고, 체온을 올리고, 항생제 섭취를 줄이는 등 일상생활에서 조금만 신경 쓰면 피부 면역력을 향상시킬 수 있는 방법은 많다. 이것은 또한 그 반대로 자칫하면 우리 스스로 일상생활에서 피부 면역력을 떨어뜨리는 행동을 할 수 있다는 것을 의미한다.

여섯째, 제3장 제4장에서 제시하는 체질에 따른 치료와 음식의 복용이 가장 중요한 피부 면역력을 기르는 방법이므로 여드름, 아토피, 건선, 백반증이 있는 만성적인 피부 질환 환자들께서는 반드시 실천하여 건강한 피부를 회복하기를 바란다.

04. 여드름과 치료

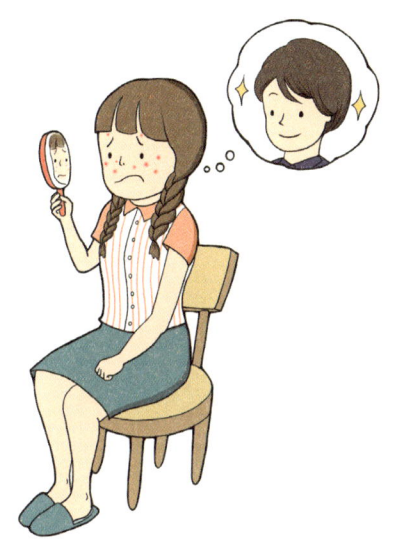

여드름은 가장 흔하고 많이 겪는 피부 질환으로 사춘기와 젊은 연령층에서 주로 나타나지만, 점점 성인 여드름도 흔해지고 있다. 여드름이 사춘기의 상징이 될 만큼 많은 청소년들이 여드름을 경험한다. 그 이유는 여드름이 안드로겐이라는 남성 호르몬이 분비되는 시기부터 발생하기 시작하기 때문이다. 안드로겐 분비가 최고조에 이르는 13~16세에 여드름이 나타나기 시작하는데, 사춘기가 빨라지면서 여드름이 나타나는 나이도 점점 어려지고 있는 추세다.

안드로겐은 피지선을 과도하게 자극하기 때문에 피지선이 커지고 결국 피지 분비가 비정상적으로 증가한다. 이와 동시에 털구멍 입구의 각질층이 두꺼워지고 접착력이 높아짐에 따라 모공이 좁아지거나 막히게 된다. 그 결과 모낭 내에 피지가 쌓이고 세균이 번식하여 염증으로 발전하는데, 이것이 여드름이다.
여드름의 원인은 지방의 과다 섭취와 축적으로 인한 남성 호르몬의 작용, 유전적 소질, 모낭에 세균 증식, 피로와 스트레스 등이 영향을 미친 결과물로 보고 있다. 여성 여드름 환자의 반 이상이 월경 전에 여드름 악화를 경험하는 이유는 호르몬 변화에 따른 피지 분비 변화가 생기기 때문이다.

어린 나이부터 발생하는 여드름을 방치하면 연한 피부 조직이 지나치게 손상될 수 있기 때문에 여드름 흉터, 모공, 빠른 노화 등 반영구적 피부 문제를 야기할 가능성이 높다. 그렇기 때문에 나이 먹으면 저절로 없어진다고 믿거나, 계속 여드름이 날 것이라 예상하고 나중에 치료받겠다는 생각은 바람직하지 못하다. 여드름은 적절한 조기 치료가 가장 중요하며, 그 시기는 청소년기이다.

청소년기에 나타나는 여드름과 달리 성인 여드름은 성인이 되면서 갑자기 발생하는 여드름이거나, 사춘기 시절에 여드름이 났다가 어느 정도 호전된 상태로 지속되었지만 나이가 들면서 다시 재발하는 여드름을 말한다.

성인 여드름은 사춘기성 여드름에 비해 대개 턱 라인과 목까지 내려오는 경우가 많고, 폐쇄 면포성 여드름이나 붉고 큰 구진과 화농성 여드름이 번지듯이 나타나는 경우가 많다. 게다가 스트레스 등의 내부 문제를 끼고 발생하기 때문에 염증이 쉽게 아물지 않고 조직의 재생 또한 어렵다. 게다가 턱 쪽의 조직은 상대적으로 연하기 때문에 손상을 쉽게 받아 여드름의 후유증으로 여드름 자국을 많이 남길 수 있으므로 주의해야 한다.

청소년 여드름은 2차 성징 때 호르몬에 변화가 생기면서 늘어나는 피지량이 직접적인 여드름의 원인이 된다. 그렇지만 성인 여드름은 피지의 양보다는 스트레스나 피로, 음식 습관 등에 의한 2차적인 연관 질환으로 보는 것이 더 정확하다. 즉, 스트레스, 피로, 식습관 등에 의해 자율 신경의 정상적인 조절 능력이 떨어지면서 만성적인 염증의 형태로 나타나는 것이 바로 성인 여드름이라고 할 수 있는 것이다.

쉽게 말하면 일반적인 여드름 균이나 모낭충에 의해 여드름이 생기는 것이 아니라 피부의 면역력, 피부 혈액 순환의 장애 등 몸의 내부적인 문제로 인해서 성인 여드름이 생긴다. 이처럼 피부 면역력 저하로 여드름이 생기기 때문에 치료를 해도 계속 재발하는 만성적인 형태를 가지는 것이다.

예를 들어, 여드름 균이나 모낭충에 의해 성인 여드름이 생긴다면, 세균을 죽이고 모낭충을 제거하면 피부가 다시 좋아져야 한다. 하지만 실제 치료를 받아도 지속적으로 여드름이 재발하는 경우가 많다. 따라서 여드름 균이나 모낭충, 각질, 피지 등 여드름에 대한 직접적인 원인을 제거하는 것도 필요하지만, 근본적으로 혈액 순환이 잘 될 수 있도록 피부를 이완시키고 피부 면역력을 길러 주는 치료가 병행되어야 완치가 되는 것이다.
언제부턴가 청소년 여드름과 성인 여드름의 구분이 명확하지 않다. 청소년기에 나기 시작한 여드름이 성인까지 지속되는 경우가 많아졌기 때문이다. 따라서 여드름을 단순한 피부 트러블로만 생각하지 말고 몸 어딘가에 문제가 생겼고, 면역 시스템에 이상이 생겼다는 것으로 받아들이고 더 넓은 관점에서 근본적인 치료를 해야 한다.
모든 질환이 그렇듯 스트레스 역시 여드름과는 천적이다.
성인뿐만 아니라 청소년들의 경우 수험생이라는 이유로 긴장의 연속과 수면 부족 등의 정신적, 육체적 스트레스를 받는다. 이러한 스트레스는 호르몬 외에 중요한 여드름의 원인으로 이야기된다. 또한 여드름이 진행 중일 때 얼굴 마사지를 받거나, 머리카락이 이마나 뺨에 닿으면 증상이 더 나빠질 수도 있다.
여드름은 발생 시기만이 아니라 남녀에 따라서도 차이가 난다.
여성이 남성과 가장 다른 점은 여성 호르몬의 작용에 의해 월경을 한다는 점이다. 여성 호르몬의 주기에 따라 여성은 몸의 컨디션이 달라지고, 그와 함께 피부 상태도 주기적으로 호전과 악화를 겪는다. 생리 전에는 프로게스테론과 남성 호르몬의 비중이 상대적으로 커지면서 생리전증후군(PMS)과 함께 안색이 칙칙해지고, 피지 분비가 늘어나며 피부 트러블이 더욱 심하게 발생하게 된다.

따라서 생리 전후에 심해지는 여드름은 여성의 내부 생식기(자궁과 난소)를 강화하여 교란된 호르몬 체계를 정상적으로 잡아주는 치료를 해야 한다. 이 말은 여성은 자궁이 건강해야 몸이 튼튼하며 피부도 아름다울 수 있음을 의미한다.

남성의 경우 여드름의 사이즈가 크고 깊이가 깊은 심한 염증으로 나타난다. 그 이유는 여성에 비해 남성의 피부가 상대적으로 피지선이 발달되어 피지 분비량이 많고, 각질층이 두꺼워 피부의 노폐물이 많기 때문이다.

여드름은 남성 호르몬에 자극받는 발생 특성을 갖고 있다. 또한 흡연이나 음주 등의 생활 패턴, 얼굴로 열이 쉽게 발생하는 체질과 연관이 있다는 점에서 남성들의 경우 더 주의를 기울여야 한다.

그런데 남성들은 피부에 대한 관심이 많지 않아 치료 시기를 놓쳐 모공 확장이나 여드름 흉터 등의 후유증을 함께 가지고 있는 경우가 많다. 남성들이라고 피부 상태가 상관없는 시대가 아니다. 적절한 치료 시기를 놓치지 않는 것이 중요하다.

여드름은 일반적으로 잘 낫지 않는 것으로 알려져 있는데 적절한 시기에 적절한 치료를 하지 않은 것이 가장 큰 이유다.

여드름 가운데 치료를 받아도 잘 낫지 않는 여드름이 있는데 난치성 여드름이다. 난치성 여드름은 일반 여드름보다 장기적인 치료를 받아야 하며, 다양한 치료를 받았는데도 별다른 효과를 보지 못한 케이스다. 피부 조직의 손상이 피부 속에서 결절성으로 매우 심한 경우, 스테로이드나 항생제를 장기간 사용한 경우, 특정 질환과 결부되어 여드름이 발생한 경우, 몸의 원기가 피부 재생을 하기 힘들 정도로 떨어진 경우 등이 이에 해당된다.
난치성 여드름은 체계적인 치료 계획을 세워서 제대로 된 치료를 받는 것이 필요하다.
여드름은 주로 얼굴에 나타나지만 때로는 가슴, 등에도 발생하고, 얼굴의 여드름이 사라진 후에도 몸에는 오랫동안 남아 있기도 한다.
가벼운 여드름은 치료하지 않아도 저절로 사라지나, 정도가 심한 경우 악화와 호전을 반복하면서 결국 색소 침착으로 남기도 하고, 더욱 심한 경우에는 영구적인 흉터로 남을 수도 있다. 그러므로 적절한 시기에 적절한 치료를 해 줘야 한다. 그 외에도 화장품이나 스테로이드성 약품의 남용 등도 여드름을 유발시킬 수 있으므로 주의해야 한다.
한방에서는 여드름 치료로 청열해독(淸熱解毒)을 기본 원칙으로 하여 내장에 쌓인 열을 풀어 주고 피를 맑게 해 준다. 청열해독을 할 때는 환자의 체질에 따라 그에 맞게 필요한 약물을 적절하게 배합하여 피부의 노폐물을 제거하고 염증을 없앤다.
여드름의 치료는 얼굴에 직접 연고를 바르는 것보다 체질 개선과 면역력 향상을 목표로 해야 증상 치료만이 아니라 재발을 방지할 수 있다. 즉, 몸 안에서의 불균형 원인을 바로 잡는 것이다. 서양 의학에서는 여드름을 치료하기 위해 항히스타민제나 진정제를 투여하고, 심한 경우에는 스테로이드제를 사용한다. 그러나 이는 부작용도 심각하고, 재발이 반복되는 한계를 가지고 있다.

한의학에서는 폐와 대장이 포함된 호흡기계에서 피부를 관장한다고 보는데, 이 호흡기계의 기능 이상이나 자율 신경의 기능 실조로 인해 피부의 면역력이 약화되어 피부 질환이 발병한다고 본다. 그러므로 한의학의 피부 치료는 실증과 허증을 구분하고 체질을 감별한 다음 적절한 한약을 투여한다. 이러한 치료를 3주 정도 하면 증상이 호전되기 시작하고, 대부분의 경우 평균 3개월 정도면 치료가 거의 끝난다.

실증에는 주로 내부의 열을 발산시키는 방법을 사용하므로 한약을 복용하는 초기에는 평소보다 더 심한 가려움증이 나타나기도 한다. 하지만 이것은 체내의 열독소를 완전히 제거해 나가는 과정이므로 걱정할 필요가 없다.

허증에는 면역성을 길러 주는 약재를 활용하여 부족한 장부의 기능을 보완함으로써 피부 기능을 회복시켜 준다. 이와 함께 체내의 정기를 보강하고 사기를 억제하는 약침 치료를 병행해 주면 더 좋은 효과가 나타난다.

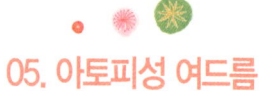

05. 아토피성 여드름

아토피 피부염과 함께 발생하는 피부 질환 중 가장 많은 질환으로 알려진 것이 여드름이다. 아토피성 여드름은 단순히 사춘기에 나타나는 일반적인 단순 여드름과 증상과 원인이 많이 다르다.

아토피성 여드름은 여드름 증상이 있으면서 얼굴과 상체로 열이 오르고, 피부 염증이나 얼굴이 붉은 아토피 증상을 함께 가지고 있는 경우를 가리킨다. 그 외에도 피부에 각질이 생기거나 가려움증이 동반되고 모공 외의 피부가 붉고 염증이 발생하는 것이 호전과 악화를 반복하는 경우, 아토피성 여드름으로 진단할 수 있다.

아토피성 여드름의 주요 원인은 과도한 열과 독소이다. 인체 내부의 문제로 지나치게 발생한 열이 밖으로 배출되지 못하고 정체된 것이 아토피성 여드름의 핵심 원인이다. 또 위, 췌장, 대장의 문제와 함께 심장과 신장의 문제로 인해 열을 조절하는 수승화강(水昇火降)이 잘 이루어지지 않을 경우, 아토피성 여드름이 발생한다.

이러한 아토피성 여드름의 동반 증상에는 다음과 같은 증상이 있다.
- 피부와 얼굴이 뜨겁고 얼굴과 상체로 열이 오른다.
- 식사 후 열이 오른다.
- 스트레스를 받으면 쉽게 열이 오른다.
- 주기적으로 열이 오르기도 한다.
- 얼굴이 잘 붉어진다.
- 땀이 잘 나지 않거나 특정 부위에만 땀이 난다.
- 다크서클이 생기거나 입 냄새가 난다.
- 대변에서 냄새가 심하게 나고, 설사와 변비 증상이 있다.
- 비염, 천식, 결막염 등 동반되는 알레르기 증상이 있다.

아토피성 여드름의 치료는 열을 진정시켜 얼굴의 붉기와 피부 염증을 개선하고, 여드름의 재발을 막기 위한 안정적인 피부 환경을 만드는 것을 그 목표로 한다.
1단계 증상 개선, 2단계 체질 개선, 3단계 피부 회복, 4단계 재발 방지 등의 단계를 거칠 때 여드름성 아토피 피부염 치료의 목표를 달성할 수 있다.
1단계인 증상 개선은, 아토피성 여드름은 여드름과 열로 인한 피부 증상이 함께 있기 때문에 열을 진정시켜 피부를 안정적으로 만드는 것이 중요하다. 청열해독과 소염해독의 단계의 치료를 통해 열과 염증을 안정시켜 얼굴의 붉기와 피부 염증을 개선시킨다.

2단계인 체질 개선은 위장·췌장·대장 등 장부의 문제를 개선하고 이를 통해 재발을 방지한다.

3단계인 피부 회복 단계에서는 염증으로 인하여 손상된 피부 상처를 회복하고 피부 체온 조절 기능을 정상화하는 단계이다. 피부 회복 단계는 체질 개선 후에도 남아 있는 피부 증상을 치료하고 건강을 회복하는 것이 목표다. 이 과정에서 체질 개선과 피부 치료는 마무리가 되고, 아토피성 여드름 재발 예방을 위해 생활 관리로 들어가게 된다.

4단계인 재발 방지 단계에서는, 아토피 피부염과 마찬가지로 아토피성 여드름도 재발을 방지하기 위해서는 치료와 함께 식습관과 생활 습관 개선이 동반되어야 한다.

06. 여드름을 치료하는 데 도움 되는 음식

성인 여드름의 원인은 스트레스와 잘못된 생활 습관 등으로 인한 면역력 저하에서 찾을 수 있다. 바쁜 일상과 다양한 스트레스, 불규칙하고 불균형적인 식사 등이 몸의 균형을 무너뜨려 여드름이라는 증상으로 나타나는 것이다. 그리고 먹는 음식의 영향을 많이 받는 조직 중 하나가 피부이다.

성장기에 있는 청소년의 경우에는 남성 호르몬이 원인이 되지만, 성인의 경우나 남성 호르몬의 영향을 받는 청소년의 경우에도 여러 가지 먹는 음식 때문에 피부 트러블이 생겨난다.

특히 여드름의 경우 육류 섭취는 주의를 기울여야 한다. 실제 육류의 섭취량이 많은 사람과 평균적인 섭취량을 가진 사람을 비교해 보면, 육류의 섭취량이 많은 사람이 피지의 발생량 역시 현저하게 많다. 당연히 피지는 지방으로 이루어져 있고, 먹는 음식 가운데 약 25%~80% 가량의 지방을 포함하는 음식이 바로 육류이기 때문이다.

많은 사람들이 피부 트러블의 문제를 해결하기 위하여 피부 겉면을 관리하는 등 많은 노력을 하지만, 쉽게 개선되지 않는 것이 바로 먹는 음식을 조절하지 않았기 때문이다. 육류 등으로 인한 지방의 섭취량이 많아 피지선이 커지고 피지 분비량이 많아져 피부 자체가 여드름성 피부로 변하였으므로, 근본적인 여드름 개선을 위해서는 먼저 지방이 많은 육류의 섭취량을 줄이고 채식을 하는 것이 필요하다.

채식은 전반적인 모공의 피지 분비량을 줄이는 데 좋을 뿐만 아니라 피부 면역을 높이는 데도 좋다.

사람의 피부 노화를 촉진하는 물질에 활성 산소라는 물질이 있다. 활성 산소는 인체의 대사 과정과 호흡 가운데 소량 생산되는 물질이다. 사실 활성 산소라는 물질은 프리라디칼이라는 이름으로도 불리며, 적절한 양이 존재할 경우 세균이나 이물질로부터 몸을 지키는 역할을 한다. 하지만 이러한 활성 산소의 발생량이 지나치게 많을 경우에는 이물질과 세균 이외에 정상적인 기능을 하는 세포들까지도 공격하고 파괴하여 각종 질병을 일으키고, 특히 피부 노화의 원인이 되는 것으로 알려져 있다.

이러한 피부 노화를 막고 활성 산소를 제어하는 역할을 하는 것이 바로 항산화제이다. 항산화제는 보통 우리 몸에서 자체적으로 생겨나지만, 우리가 먹는 음식 가운데에서도 섭취할 수 있다. 대표적으로 키위와 양배추 등의 비타민 C, 아몬드 등의 견과류에 풍부한 비타민 E, 당근과 토마토 등의 베타카로틴, 그리고 각종 해산물의 셀레늄, 발아 곡물에서 주로 생성되는 SOD

항산화 효소 등이 항산화제이다.

따라서 여드름을 예방하고 치료하기 위해서는 전체적인 식사를 채식으로 하는 것이 좋다. 채식 식단은 피지의 발생량을 줄이면서 항산화 영양 물질들의 섭취가 원활하게 이루어지도록 하여 피부의 노화를 개선하는 데 효과적이다. 식물성 채식 중에서도 가장 좋은 식사법은 생채식, 즉 생식이다.

생식 가운데에서도 발아 곡물이 포함된 생식이 피부 트러블 개선에는 더욱 도움이 된다. 발아 곡물에서는 SOD 항산화 효소의 생성이 활발하게 일어나게 되며, 아라비녹실래인이라는 면역력 증강 물질 역시 소화 가능한 상태로 활성화되어 나타난다. 이는 실제 피지와 각질로 이루어진 화이트헤드에 세균 감염이 발생하여 화농성으로 변하는 여드름과 뾰루지 등에 대한 피부 면역성을 높여 주는 데 도움이 될 것이다.

생식의 장점은 사실 면역력과 항산화 역할 뿐만이 아니다. 대부분 여드름이 심하게 발생하는 층은 주로 청소년층이기 때문에, 비타민과 미네랄, 엽록소, 효소, 무기질, 식물성 지방과 단백질 등 우리 몸에 필요한 여러 가지의 영양소들을 골고루 균형 있게 포함하고 있는 생식은 이들 청소년들의 성장과 발육에도 도움이 된다. 그리고 바빠서 거르기 쉬운 아침 식사 대용으로도 안성맞춤이며, 규칙적으로 3끼의 식사를 손쉽게 해결할 수 있다는 장점을 지니고 있다. 이것은 일반 식사에 비하여 양은 적지만 영양소는 더욱 고르고 풍부하므로 학생들에게 더없이 좋은 식사 방법이 될 수 있을 것이며, 성인층에게도 역시 바쁜 사회생활로 지치고 힘든 몸에 활력을 더해 주는 이로운 음식이 될 수 있을 것이다.

여드름을 비롯한 피부 트러블은 외모도 점점 중요하게 여겨지는 시대에서는 상당히 큰 스트레스를 일으킬 수도 있다. 또한 스트레스 역시 면역력을 떨어뜨리는 원인이 되므로 마음을 편안하게 가져야 한다. 그리고 올바른 식이 조절 등의 바른 생활 습관을 통해 피부의 안쪽과 바깥쪽을 함께 관리하는 것이 피부를 깨끗하고 건강하게 유지하는 가장 좋은 방법이 될 것이다.

그럼 여드름 치료에 좋은 식품들은 뭐가 있을까?

여드름을 치료하기 위한 식이 요법의 첫 번째 포인트는 여드름에 맞서 이길 수 있는 면역력을 높이는 일이다. 면역력 증강에 결정적인 역할을 하는 것은 비타민 E이다.

비타민 E는 체내의 세균을 혼내 주는 T임파구 세포의 힘을 강하게 하기 때문이다. 또한 우리 몸의 세포막에는 '이것이 세균이다.'라고 판단하는 센서 기능이 있다.

그렇지만 세포막은 유지방과 단백질로 되어 있어 상당히 산화되기 쉬운 성질이 있다. 산화는 노화의 일종으로 산화되면 그 효과가 갑자기 떨어진다. 세포의 산화를 막는 일에도 비타민 E가 기여한다. 세포의 산화를 막는 항산화 작용 덕택에 우리의 몸은 세포의 세균에 재빠르게 반응할 수 있도록 갖춰져 있다. 여드름 치료에 좋은 비타민 E를 많이 함유한 대표적인 식품은 녹차이다. 단, 녹차에는 카페인이 들어있어 너무 지나치게 마시면 위장의 점막을 자극할 우려가 있다. 그러므로 여드름을 가진 사람은 커피와 홍차, 탄산음료를 마시는 대신에 녹차를 마시는 쪽이 훨씬 좋다. 또한 녹차에는 피부를 깨끗하게 해 주는 성분이 들어 있어 여드름 피부에는 녹차 세안도 좋다.

여드름을 개선하기 위해서는 육류 및 인스턴트 위주의 음식보다는 채소와 과일, 적당한 곡류를 골고루 섭취해 주는 것이 좋다.

녹차

녹차가 피부에 좋다는 것은 많은 사람들이 이미 알고 있는 사실이다. 녹차는 피부를 진정시켜 줄 뿐만 아니라 피부 재생을 도와주며, 세포막을 강하게 만들어 주는 성분이 있다. 항균 및 항염 효과에도 좋으며, 해독 능력이 있어 신체 내부에 좋지 못한 독소들을 제거해 준다. 단, 녹차는 몸을 차게 만드는 성분이 있으므로 과다 복용하게 되면 몸에 무리를 가져올 수 있다.

도라지

도라지는 미네랄, 비타민, 칼슘, 단백질, 섬유질, 칼륨 등의 영양소가 다량 함유되어 있을 뿐만 아니라 피지 분비를 조절해 주고, 항염 효과도 있기 때문에 여드름에 좋다.

양배추

양배추는 비타민 A, C가 많이 함유되어 있어 노폐물 배출에 도움을 주고 수분이 풍부하여 피부 보습 효과가 탁월하다. 또한 위장 기능을 강화시킬 수 있어 변비로 인한 독소를 해결하고 여드름을 제거하는 데 도움을 준다.

상추

상추에는 수분이 많이 함유되어 있으며 섬유질이 풍부해 여드름 및 피부 미백에 도움을 준다. 그 외에도 세포를 활성화시키므로 여드름 피부에는 더할 나위 없이 좋은 식품이다.

07. 대상 포진과 치료

대상 포진은 수두 바이러스의 감염으로 일어나는 수포성(水疱性) 피부 질환으로 수두 바이러스가 신경절에 잠복해 있다가 노령, 만성적인 피로, 지속적인 스트레스 등으로 면역력이 저하되었을 때 재활성화되어 발병한다. 즉, 일반적으로 어릴 때 다 나은 줄 알았던 수두 바이러스가 사라진 것이 아니고 몸속에 잠복한 채 숨어 있다가 면역력이 약해지면 다시 대상 포진 바이러스로 활성화되는 것이다.

그러므로 어릴 때 수두에 걸렸다면 대상 포진이 생길 수 있다. 면역력 저하로 나타나는 대상 포진은 잊을 만하면 나타나곤 한다. 특히 스트레스나 신경 쓸 일이 많아지면 대상 포진이 생기게 된다. 대상 포진이 생기면 잘 낫지도 않고 고통도 이어진다. 대상 포진은 치료 시기를 놓치게 되면 만성으로 발전하고, 만성이 되면 약도 듣지 않아 치료가 더 힘들어진다.

대상 포진에 걸리면 주변이 아프거나 손을 델 수 없을 정도로 따갑다가도 가려운 증세가 나타나고, 물집이 올라와 붉은 반점을 형성하거나 두통과 열을 동반하는 경우도 있다.

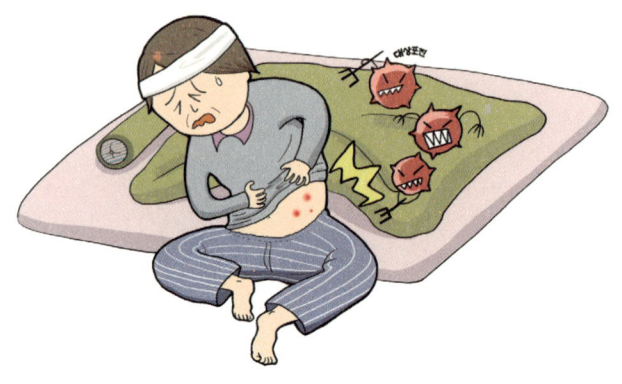

한의학에서는 대상 포진을 전요화단(허리에 띠처럼 발생하는 화기를 가진 붉은 피부병)으로 진단하여 치료해 왔다. 기혈(氣穴)이 허하거나 오장육부의 균형이 깨져 면역력이 저하된 상태일 때 대상 포진이 발생하는 것으로 파악하기 때문에 발병의 근본 원인인 기혈 부족과 허로(虛勞)를 치료하고 오장육부를 조화롭게 하여 면역 기능을 강화함으로써 대상 포진을 치료한다. 대상 포진 초기 증상은 신경통이나 감기 몸살 증상과 비슷하기 때문에 치료 시기를 놓치는 경우가 많다.

대상 포진이 생기게 되면 우선 몸의 일정한 부위가 아프거나 심하게 가렵고, 따끔거리고 화끈거린다. 이와 함께 전신 권태감, 발열, 오한, 두통이 생기기도 하고, 온 몸이 쑤시고 아프며, 신체 특정 부위에 칼로 찌르는 듯한 심한 통증을 느끼게 된다.

특히 이때의 통증은 칼로 찌르는 것 같은 날카로운 통증이 이유

없이 생겼다가 사라지는데, 4~5일 정도 통증이 지속된 후 그 자리에 수포 발진이 올라온다. 그리고 수일이 지나면 그 부위에 붉은 반점이 돋는다. 경우에 따라 몸에 열이 나거나 두통이 동반될 수 있으며, 이렇게 생긴 붉은 반점들은 여러 개의 물집이 모인 형태로 변하게 된다. 이 물집은 차차 고름으로 잡혀 딱지가 되어 떨어지기까지 2~3주가 걸리고, 통증은 피부가 다 나은 후에도 오래도록 지속될 수 있다. 경우에 따라 물집이 없이 통증만 있기도 하고, 물집은 생겼지만 통증이 없는 경우도 있다.

대상 포진은 주로 몸통, 둔부 쪽에 잘 나타나며 얼굴과 팔, 다리 등에도 발생할 수 있다. 진행이 많이 된 후에는 대상 포진 후유증으로 발전하게 되므로 초기 치료가 중요하다.

초기일 때에는 화기를 잡아 수포가 쉽게 수그러들도록 하고, 이 과정이 끝나게 되면 원기를 보충하는 한약을 처방한다. 그런데 치료를 마친 후에도 통증은 남을 수 있다. 이런 경우에는 아직 화기가 남아 있는 것으로 판단, 화기를 완전히 빼내는 치료를 하고 나서 진통 효과가 있는 처방을 한다.

발진과 물집을 동반하고 심한 통증까지 유발하는 대상 포진에 걸리면 우리는 다른 사람에게 전염이 될까 걱정하게 된다.

대상 포진의 전염은 물집이 터져 그 안에 있던 바이러스가 대상 포진·수두 바이러스에 면역력이 없는 사람, 즉 수두를 앓아보지 않았거나 예방 주사를 맞지 않은 사람에게 옮김으로써 이루어진다.

이렇게 대상 포진을 일으키는 바이러스는 다른 사람에게 전염이 될 수는 있지만, 전염이 되더라도 대상 포진이 아니라 수두에 걸리게 된다. 하지만 대상 포진으로 인한 전염은 일반적인 수두에 비해 경우의 수가 무척 낮다.

반대로 수두가 대상 포진으로 전염될 수는 없다.

대상 포진은 이미 몸속에 잠복하고 있던 바이러스가 스트레스, 과로, 외상 등으로 인해 면역력이 약화되면서 활성화되어 신경절을 따라 피부로 올라와 발생하는 것이다. 그러므로 수두에 걸린 사람과 혹시 접촉을 하게 되더라도 대상 포진에 전염되지는 않는다.

만약 수두에 걸린 사람과 접촉을 한 후 대상 포진 증상이 나타난다면 그 사람으로부터 전염이 된 게 아니라 이미 몸속에 바이러스가 잠복하고 있다가 활성화된 경우이다.

한의학에서의 대상 포진 치료는 침구 요법, 면역 약침 요법, 한약 요법, 온열 요법으로 이루어진다.

침구 요법은 전통침으로 인체의 혈자리, 즉 경맥을 소통시키고 기혈을 조화롭게 하여 피부의 부조화를 다스리고, 사암침으로 한기가 열을 감싸고 있는 독소를 제거하여 대상 포진 바이러스를 치료하고 면역력이 강화되도록 한다.

면역 약침 요법은 선천지기를 향상시킬 목적으로 신장 경락의 대표혈이라 할 수 있는 신수에 한약액을 주입하는 것이다.
한약 요법은 대상 포진의 바이러스 독소를 제거하는 패독산 계열의 본초의 처방과 면역력 기능을 강화시킬 수 있는 당귀, 천궁을 포함하는 사물탕 계열의 본초의 처방을 함께 하고, 대상 포진의 병소부위를 치료하고 재발을 예방한다. 이러한 한약 요법은 한의학적 지식과 현대 의학적 이론을 새롭게 구성한 요법이다.
온열 요법은 전통적인 쑥뜸을 변용하여 원적외선 가시광선을 이용한 빛뜸을 이용하는 것이다.
대상 포진은 과거에는 면역력이 약한 60대 이상의 성인이나 환자 등에게 주로 나타났지만, 최근에는 과로, 스트레스에 시달리는 20~30대의 젊은 직장인 사이에서도 자주 발견되고 있다.
영양 불균형과 과로, 스트레스로 인해 대상 포진이 발생하거나 악화될 수 있으므로, 대상 포진이 확인되면 안정과 휴식을 취하는 것이 가장 중요하다. 대상 포진이 심각해지면 신경통은 물론 합병증도 오고 심하면 사망에 이르게 된다.
이렇듯 스트레스와 과로에 노출되어 있는 현대인들이 그만큼 많은 질환에 오픈되어 있다고 봐야 한다. 그러므로 늘 바른 생활 습관과 식습관, 운동, 스트레스 해소 등에 신경을 씀으로써 건강을 챙기는 생활을 습관화해야 한다.
대상 포진 역시 음식을 주의해야 한다.

대상 포진 식이 요법에서 빠지지 않아야 할 음식으로는 당근, 호박, 토마토 등의 싱싱한 야채들이다. 면역력 강화에 좋은 발효 식품인 된장, 김치도 대상 포진 식이 요법에서 꼭 챙겨야 하는 음식이다. 대상 포진으로 인해 혈관이 망가졌거나, 혈액이 혼탁해 어혈이 생겼다면 양파도 좋은 음식이 된다.
대상 포진에 좋은 음식 몇 가지를 보자.

버섯

버섯은 대상 포진 식이 요법에 자주 사용되는 것으로 면역력 향상에 좋다. 몸에 필요한 수분을 공급해 저항력을 높이고, 활성산소를 제거하며, 항산화 작용을 하므로 큰 도움을 준다.

딸기

딸기는 비타민 C가 풍부하고 비타민 외에 각종 영양소도 풍부하므로 면역력 강화는 물론 피로해소에도 좋기 때문에 대상 포진에 좋다.

녹황색 채소

녹황색 채소에는 비타민과 무기질이 많기 때문에 면역력 개선에 큰 도움이 된다. 또한 균형적인 영양을 공급하기 때문에 혈관 건강에도 좋다.

08. 아토피 피부염의 원인, 제대로 알자

아픔을 참을 수는 있지만 가려움을 참기는 아주 어렵다. 어떤 이유이든 피부를 긁게 되면 피부는 우툴두툴하게 성이 나면서 심한 경우 마치 가죽 같이 변하게 되는데, 이렇게 되면 더욱 가려움을 일으키는 악순환을 반복하게 된다.

가려움을 동반하는 피부병은 대단히 많다. 마치 소아과를 찾는 환자들의 대다수가 열이 나거나 설사를 하는 것과 마찬가지로 피부과 환자들은 대부분 가려움을 호소하고 있다. 이 중 대표적인 질환이 아토피 피부염이다.

'아토피'란 그리스 말로 '상도를 벗어난' 혹은 '이상한' 질환을 의미하는데 유전적인 소인을 갖고 한 가족 내에서 발생하는 기관지 천식, 알레르기성 비염, 아토피 피부염을 합하여 이야기할 때 쓰는 용어이다.

아토피가 주로 발병하는 연령층에 대해 가끔 질문을 받는다. 대부분 어린 아이들에게서 많이 나타난다고 생각하지만, 사실 아토피는 유·소아는 물론 청소년, 청장년에 이르는 성인 아토피까지 전 연령층에 걸쳐서 발생한다. 증상이 심한 청소년의 경우 학교생활이 불가능하고, 성인의 경우 직장을 포기해야 될 정도로 가려움증에 시달린다.

아토피 피부염이 일어나는 부위가 얼굴을 비롯해서 전신에 이르기 때문에 외부 출입을 못하고 집에서만 생활하는 경우도 적지 않다.

아토피 피부염의 원인에 대해선 아직까지 정확한 규명이 이루어지지 않고 있다. 의학계에서는 여러 가지 측면에서 아토피의 원인을 찾기 위해서 연구 노력 중이다.

아토피 피부염의 원인은 아직 정확히 밝혀진 바 없지만 유전적 요인과 환경 요인이 함께 관여하는 것으로 알려져 있다. 즉, 선천적으로 가려움을 잘 느끼는 피부를 갖고 있어 사소한 자극에도 쉽게 반응하여 긁게 되며 이로 인해 2차적인 습진이 생기는데, 아토피 피부염 외에도 아토피성 질환인 천식이나 알레르기성 비염이 동반될 수도 있다.

이와 같은 유전적인 소인 외에도 주위 환경이 아토피 피부염의 증상이 나타나는 데 대단히 중요한 역할을 한다. 대부분의 아토피 피부염 환자는 환절기나 겨울철에 심해지는데 이는 건조한 날씨 때문이다.

피부를 탄력 있고 부드러운 상태로 유지하기 위해서는 피부의 제일 바깥층의 수분이 가장 중요한 역할을 하는데 날씨가 건조하면 피부에서 수분이 증발되어 탄력성을 잃고 건조해진다.

이에 따라 피부는 쉽게 자극을 받으며 습진이 더욱 악화되게 된다.

지금까지 밝혀진 아토피 피부염의 원인은 유전적 소인을 가진 사람이 음식이나 공기 오염, 집 먼지, 진드기 등 환경 요인이 결합되면서 발생하는 것으로 보고 있다. 즉, 면역력 저하로부터 시작된다고 보는 것이다.

다시 말하자면, 아토피 피부염 소인을 갖고 있는 사람은 음식이나 환경에 대한 적응력이 떨어진다는 말이 된다. 즉, 면역 능력이 저하되어 있기 때문에 발병 확률이 높다고 하겠다.

그렇다면 면역 능력이 왜 저하되는 것일까?

고지방 음식이나 고열량 음식을 장기간 섭취하게 되면 우리 몸에서 습한 기운이 발생하게 되는데 이것이 축적되면 담음이라고 하는 노폐물을 만들게 된다. 이러한 노폐물은 비장이나 폐로 이동하게 되고, 비장과 폐의 기능이 약한 사람은 이러한 습의 조절 능력이 떨어지게 된다.

피부도 호흡 기관이기 때문에 폐의 습 조절 능력이 떨어짐으로써 피부로 과다한 습이 몰리게 되면서 피부 질환이 오게 되는 것이다.

면역 능력이 떨어지는 두 번째 원인으로는 냉증을 들 수 있다. 시대가 변하면서 겨울철에도 냉장 음식을 먹게 되고, 여름철에도 냉방으로 인해서 몸이 추위를 느끼고 차가워지는데 특히 복부가 차가워지면 위나 대장 기능이 저하된다.

이러한 위·대장 기능의 저하로 기혈 순환이 원활하지 않으면 노폐물이 축적되어 여러 기관에 영향을 준다. 주로 폐나 기관지에 영향을 미치게 되면 천식으로 나타나고, 피부에 영향을 미치면 건선이나 아토피성 피부염이 생기며, 자궁이나 부신에 영향을 미치면 류머티스 관절염, 통풍성 관절염, 자궁근종 등의 질환이 발생하기도 한다.

면역 능력 저하의 세 번째 원인으로 간기울결(肝氣鬱結)을 들 수 있다. 사람이 스트레스를 받으면 간의 해독 능력이 떨어지고 피가 탁하게 됨으로써 결국 뇌의 혈액 순환 저하를 가져온다. 그렇게 되면 뇌기능이 떨어지면서 우리 몸의 체온 조절, 혈당 조절, 혈압 조절 능력도 저하되면서 면역 능력까지 떨어지게 되는 것이다.

이렇게 정신적인 스트레스도 아토피 피부염을 악화시키는 요인 중 하나로 보기도 한다.

09. 스테로이드 사용은 오히려 해롭다

아토피성 환자들 중 많은 사람들이 스테로이드 외용약을 사용한 적이 있을 것이다. 스테로이드제는 염증을 억제하는 강력한 작용을 하기 때문에 심한 가려움증과 붉은 기운이 일시적인 호전을 보인다. 그래서 자꾸 사용하게 되는데, 지속적인 스테로이드 사용은 오히려 아토피 피부염을 악화시키는 길임을 반드시 기억해야 한다.

스테로이드 외용약을 장기간 사용할 경우 피부 상태는 훨씬 더 악질적으로 변한다. 그래서 그 부작용을 피하기 위해 스테로이드를 끊지만, 문제는 스테로이드를 사용하지 않고 3~4년이 지나도 피부 증상이 좋아지지 않는다는 점이다. 증상이 악화되지는 않지만 호전되지도 않고 원래의 깨끗한 피부로 돌아가지 않는다.

이런 현상 때문에 사람들은 스테로이드를 중단하는 바람에 완전히 치료되지 않고 멈춰버린 것이 아닌가라는 생각을 하기도 한다. 하지만 그 생각은 잘못된 생각이다. 분명하게 알아야 것은 스테로이드는 아토피성 피부염을 근본적으로 치료하는 약이 아니고, 염증이라는 증상을 개선하는 작용과 순간적인 진정 효과를 가져다 줄 뿐이다.

스테로이드를 바르면 빨갛게 부어오르거나 강렬한 가려움증 같은 견디기 어려운 아토피 피부염의 증상을 일시적으로 없애 주기 때문에 낫게 해 주는 약이라고 생각하지만 그건 사실이 아니다. 잠시 없어지게 할 뿐이다. 근본적인 원인에 대한 치료가 아니므로 여전히 아토피성 피부염이 진행 중인 상태인 것이다.

스테로이드를 단기간 사용한다면 크게 문제되지 않지만, 1~2년 지속적으로 바르면 발진이 더 강해지고 스테로이드제의 사용량이 점점 늘어나게 된다. 그렇게 되면 점점 자주 발라줘야 하게 되고 결국에는 문제가 생기게 된다.

사실 스테로이드는 원래 우리 몸속에서 만들어지는 부신피질 호르몬인데, 몸이 만들어 내는 양이 극히 적기 때문에 약으로 만들어 사용하는 것이다.

스테로이드제를 오랫동안 피부에 바르면 피부 조직에 콜레스테롤이 참착(沈着)하여 산화변성(酸化變性)해 버린다. 보통 콜레스테롤은 소변을 통해 배설되지만, 산화변성된 콜레스테롤은 몸 밖으로 배출되기 어렵고 결국 스테로이드제를 사용하면 할수록 피부에 축적된다.

이렇듯 콜레스테롤이 피부에 축적되면 산화 물질의 자극으로 교감 신경이 긴장 상태로 된다. 과립구가 증가하여 피부 조직에 빈틈없이 침입해 염증이 생기는 것이다. 이러한 염증은 아토피 때문에 생기는 것이 아니라 산화 물질에 대한 반응이다.

이렇게 되면 스테로이드제를 또 그만큼 더 많이 바르지 않으면 증상이 낫지 않는다. 스테로이드제로 인한 염증은 더욱 퍼지고 결국 스테로이드제를 바르지 않은 곳에서조차 염증이 생기는 악순환이 발생한다. 계속 스테로이드제 사용량은 늘고 피부의 손상은 더 심해지는 현상이 생기는 것이다.

그래서 스테로이드제를 중단하면 심한 리바운드, 즉 악화 반응이 생긴다. 피부가 빨갛게 부어오르고 고름이 나온다. 또한 격렬한 가려움증도 동반한다. 이 경우 아토피성 피부염이 심해졌다고 생각할 수 있다. 하지만 정확하게 말하면 재발이 아니라 스테로이드 중지로 의한 리바운드이다.

리바운드 반응이라고 알든 모르든, 당장의 고통 때문에 스테로이드를 다시 사용하게 되는 경우가 많은데 그렇게 되면 영원히 벗어날 수 없다.

어떻게 해야 스테로이드로부터 해방될 수 있을까?

리바운드는 면역력이 몸에 침착한 산화변성 콜레스테롤을 체외로 내보려고 열심히 활동하기 때문에 생긴다는 것을 알고 대처해야 한다. 즉, 재발이 아니라 스스로의 힘으로 치유하려는 노력으로 받아들여야 한다. 그리고 중요한 것은 몸을 따뜻하게 하는 것이다.

사실 스테로이드를 사용하는 사람들은 교감 신경이 극도로 민감해진 상태로 되어 있으며, 혈액의 흐름이 나빠져 있어 몸이 차갑다. 그런데 몸을 따뜻하게 할 때 아토피의 증상이 심해지기 때문에 대부분의 환자들이 몸을 냉하게 하려고 노력한다. 사실 몸을 차갑게 하면 부기나 가려움증이 일시적으로 그친다. 하지만 몸이 차면 냉기에 의해 혈관이 수축되어 혈액의 흐름이 더욱 나빠진다. 그렇게 되면 콜레스테롤 배출이 더 어려워지고 결국은 스테로이드로부터 해방되는 길이 가로막히게 된다.

그러므로 힘들고 고통스러워도 장기적인 결과를 위해 몸을 되도록 따뜻하게 해서 면역력을 높이고 혈류를 좋게 해서 산화 물질을 배출해야 한다. 리바운드가 발생하면 무척 괴롭다. 하지만 리바운드가 일어났다는 것은 아직 치료할 수 있는 희망이 남았다는 것을 의미하므로 고통의 시간을 견디고 몸의 면역력을 키워 아토피성 피부염을 이겨 내야 한다. 리바운드가 지속되는 기간 동안에는 괴롭고 피부가 문제를 그대로 가지고 있지만, 몸을 따뜻하게 하는 것을 꾸준히 계속해 나가면 마침내 매끈하고 윤기 나는 피부로 돌아갈 수 있다는 것을 믿어야 한다.

리바운드 반응이 일어났을 때 몸을 따뜻하게 하는 치료법으로는 집에서 할 수 있는 것으로 목욕이 있고, 한의원에서 약으로 도움 받는 방법이 있다.

지나치게 높은 온도의 물은 가려움이 심해지므로 스스로 쾌적하다고 느껴지는 온도의 물로 샤워만 하는 것이 아니라 몸 전체를 담그는 목욕을 해야 한다. 목욕으로 몸이 따뜻해지면 처음에는 가려움증이 심해지나 그것은 치료되는 과정임을 알고 조금 참아야 한다. 그리고 뜨거운 물에 적신 타월을 환부에 대는 것도 좋은 방법이다.

쉽지 않지만 가능한 한 스테로이드 사용을 자제하고 바른 식사와 생활 습관을 바르게 함으로써 자율 신경의 균형을 바로 세우는 방법으로 아토피성 피부염을 치료해 나가도록 하자.

10. 아토피와 함께 몸을 괴롭히는 증상들

아토피 피부염은 그 자체만으로도 증상은 물론 잘 낫지 않는다는 문제가 있는데, 설상가상으로 많은 합병 증상을 보여 환자들을 더 힘들게 한다. 아토피 피부염은 알레르기성 질환이다 보니까 알레르기성 비염, 알레르기성 천식, 두통, 소화불량 변비 등 전신적인 합병증을 동반하는 경우가 많다. 그래서 아토피 환자들을 보면 무엇부터 치료를 해야 할지 난감한 경우도 생긴다.
아토피 피부염과 함께 동반되어 몸을 더욱 괴롭히는 증상들은 뭐가 있을까?

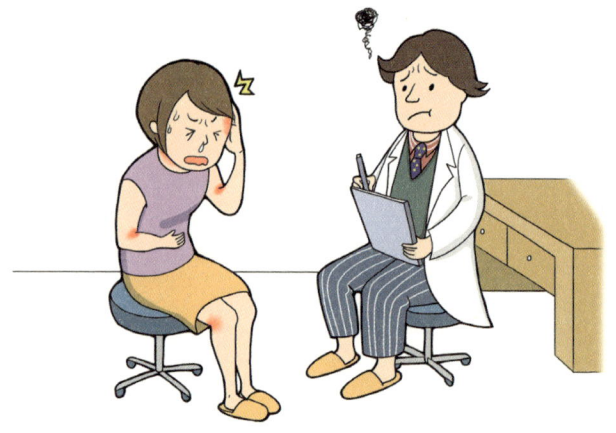

피부 건조

피부 건조는 피부에 기혈의 공급이 안 됨으로써 피부가 말라 들어가는 현상이다. 이렇게 피부가 건조할 때 원인을 없애는 데 집중하지 않고 그 증상만 없애려고 긁거나 약을 먹으면 계속 같은 일을 반복하게 된다. 피부 건조가 느껴지면 족욕과 운동 등을 통하여 기혈이 소통될 수 있도록 하는 것이 가장 우선되어야 한다.

각질

각질 또한 기혈이 피부에 공급되지 못함으로 피부가 괴사하는 현상이다. 그렇지만 각질도 또한 나름대로의 역할이 있다. 각질은 인체가 외부에서 들어오는 나쁜 사기(邪氣)를 방어하는 역할을 한다. 각질이 생기더라도 인체의 방어기전이 작용하고 있다고 생각하여 억지로 잡아떼지 않는 것이 좋다.

태선화

태선화는 피부가 두꺼워져서 코끼리 가죽과 같은 상태를 이루는 것을 말한다. 기혈의 공급이 단절됨으로써 나타나는데, 병적인 과정에서 제일 심한 것으로 본다. 태선화를 풀기에는 치료자와 환자 모두에게 갑절의 노력이 필요하다. 즉, 치료되기까지 긴 시간적 노력이 필요하다는 것을 의미한다. 태선화와 더불어 홍반이 있는 경우에는 더 많은 시간이 필요하다.

색소 침착

색소 침착은 기혈이 피부에 원활하게 공급되지 못함으로 인하여 나타나는 아토피의 대표적인 증상 중 하나다. 색소 침착이 있는 아토피안의 경우 병력과 상관없이 자신이 중증에 속한다는 것을 이해해야 한다. 따라서 색소 침착이 있는 경우 일반적으로 급격한 증상의 변화를 기대해서는 안 된다. 아토시닌의 꾸준한 복용과 운동, 약욕 등을 통해 꾸준히 노력해야 좋은 결과를 기대할 수 있을 것이다.

감기

감기는 한의학에서 주로 외감(외부에서 나쁜 기운이 피부를 통하여 침입함으로 나타나는 질환)으로 파악하고 있다. 아토피안은 피부의 방어 기능이 제 역할을 못하기 때문에 감기에 자주 걸리고 한번 걸리면 빨리 낫지 않는 경향이 있다. 이것은 피부의 기능과도 연관 있지만 오랫동안 스테로이드를 비롯한 면역 억제제를 사용하는 바람에 인체의 면역 기능이 떨어진 것과도 연관이 있다.

비염

비염도 또한 제일 흔한 동반 질환 중의 하나다. 이것은 감기와 마찬가지로 외부에서 침입하는 외감에 의해 나타나는 질환이다. 감기와 비염을 방지하기 위해서는 기본적인 체력을 강화하여 외부의 사기에 대한 방어력을 길러 주고, 스테로이드제를 비롯한 면역 억제제의 사용으로부터 빨리 벗어나는 것만이 그 해답이다.

두통, 오한, 발열
두통, 오한, 발열감 등은 위에서 언급한 감기와 같은 기전으로 인하여 나타나는 경우가 많다.

비만
섭취한 만큼의 양이 배출되지 못하고 몸 안에 쌓이게 되면 비만이 생기게 된다. 비만은 부종과 마찬가지로 기혈 순환의 장애로 발생하게 되는 대표적인 증상이다.

변비 · 생리통
피부 쪽에서 기혈의 순환이 단절되어 나타나는 질환이 아토피라면, 인체의 내부에서 기혈이 단절됨으로써 나타나는 질환은 변비와 생리통이다. 변비와 생리통은 특히 성인의 경우에 심각하게 나타나는데, 스테로이드의 과다한 사용에 의해 기혈의 흐름이 완전히 단절된 경우에는 무월경의 증상도 수반된다.

부종

기혈의 순환은 인체에 있어서 내외를 막론하고 막힘없이 원활하게 이루어져야 한다. 그러나 그렇지 못하고 기혈의 흐름이 막히게 될 때 나타나는 증상이 몸이 붓는 부종이다. 부종이 나타나는 것은 피부의 상태가 악화될 것임을 암시하는 신호 중의 하나이다. 부종이 나타난다면 정신적인 스트레스나 기타 기혈의 순환을 방해할 만한 요인이 없었는지 살펴보고, 운동과 목욕법 등의 강도를 높여서 기혈의 흐름이 원활하도록 도와주는 것이 필요하다.

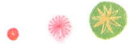

11. 청소년 아토피를 빨리 치료해야 하는 이유

청소년에게 아토피는 서둘러 치료해야 할 질환이다.

알레르기 체질은 일찍 발견하여 조기 치료와 체질 개선 요법으로 얼마든지 좋아질 수 있는 질환이다. 막연히 '크면 낫는다.'라는 안이한 생각은 질환을 더 깊어지게 하므로 금물이다.

아토피 피부염이 성인형으로 진행되는 경우가 점점 많아지고 있으며, 그 과정에서도 문제점이 많으므로 적극적으로 치료해야 한다.

첫째, 면역 질환인 아토피는 발생 또는 진행 과정에서 비슷한 면역 질환의 합병 문제를 생각하지 않으면 안 된다. 아토피와 함께 알레르기 질환이 동시에 나타날 수 있기 때문이다.

둘째, 성장기의 아토피는 성장 장애를 유발할 수 있다.

아토피는 피부의 가려움증이 주된 증상으로 특히 밤에 가려움증이 심하다. 인간의 성장에 필수적인 성장 호르몬은 밤에 분비된다. 그런데 아토피 아이들이 가려워서 잠을 설치게 되면 성장 호르몬의 분비에 문제가 생기게 되고, 결국은 성장에도 문제가 생기는 것이다.

셋째, 아토피안에게 영양 결핍 상태를 유발할 수 있다.

아토피 아이들에게 소고기, 우유, 콩, 유제품, 달걀, 거의 모든 육류 및 생선류 등 알레르기 유발 우려가 있는 단백질 음식을 통제하는 경우가 많다.

이러한 무조건적인 음식의 제한은 성장기에 있는 아이들에게 영양 불량 상태를 초래하여 아토피 증상을 더욱 심하게 만들고, 아이의 건강에도 심각한 장애를 초래하게 된다. 물론 성장 장애의 한 요인이 되기도 함은 더 말할 나위도 없다.

넷째, 성장기에 있는 청소년 아토피안에게는 성격 장애를 유발할 수 있다.

인간의 성격은 유·소아기와 사춘기 등의 성장기에 주로 형성된다. 이때 심한 아토피 증상을 겪게 되는 아토피 아이들은 모든 일에 예민해져 쉽게 화를 내고 흥분한다. 여성은 물론 남성들도 좋지 않은 피부 상태로 인하여 대인 기피증이 올 수 있고, 심한 우울증에 빠질 수도 있다.

다섯째, 집중력 저하로 학습 장애를 유발할 수 있다.

가려움증이 반복되면 집중력이 떨어지고 결국은 성적에 문제가 발생한다. 그와 함께 공부하려고 하는 의욕도 떨어진다.

또한 알레르기 비염이나 알레르기성 기관지염을 소홀히 여기다가 감기와 같은 질병과 합병증을 이루게 될 때 천식으로 발전되는 경우가 흔하다.

아토피로 인한 이와 같은 문제점을 예방하기 위해서는 반드시 초기에 적극적으로 치료해야 한다.

12. 아토피 치료, 조급함부터 버려야 한다

면역력 저하가 아토피와 건선, 천식의 원인 중 중요한 부분이기 때문에 치료를 할 때는 우리의 오장육부 중 어느 장기가 가장 문제인가를 찾아내서 근본적인 치료부터 해야 한다.

아토피 피부염이나 천식, 건선을 가지고 있는 환자들은 습도가 높은 날이나, 하루 중에도 온도가 가장 낮은 새벽 2~5시, 혹은 짜증나는 일이 있거나 과로할 때 그 증상이 더욱 심해지는 것을 느낀다.

계절적으로는 여름에 심해지는 사람도 있고, 겨울에 심해지는 사람도 있다. 여름에 심해지는 경우는 피부가 습하고 열이 있는 경우이고, 겨울에 심해지는 경우는 피부가 건조하고 몸이 냉한 경우이다.

이것은 아토피 질환이 습도와 냉증, 스트레스와 관련이 있다는 것을 의미한다. 그러므로 아토피 환자 신체의 습도, 냉감, 스트레스로 인한 울체를 조절하는 것에서부터 치료가 시작되어야 한다.

아토피 피부염은 일반인들에게는 속칭 '태열'로 알려져 있기도 하는데 엄밀히 이야기하여 이 두 용어가 동일하지는 않지만 학문상의 정의를 떠나 흔히 혼용되고 있다. 그러나 태열이라는 용어에서 풍기는 것과는 달리 아토피 피부염은 꼭 유아기에만 오는 것이 아니라 중고교 시절에도 생길 수 있고, 또한 어릴 때 생겨서 나이 들어서까지 이어지는 경우도 있다. 그러니 옛 어른들의 "아기의 발이 땅에 닿으면 좋아진다."는 말은 전혀 근거가 없다.

아토피 피부염의 치료에서 가장 중요한 점은 피부를 가능한 한 건조하지 않도록 하고 자극받지 않게 하는 것이다. 즉, 실내 온도는 가능한 한 낮게 유지해야 하며, 가습기 등을 이용하여 습도를 적절히 맞춰야 한다.

목욕을 할 때는 뜨거운 물과 비누는 피하는 것이 좋으며, 때수건은 절대로 사용하지 말아야 한다. 목욕 후에도 물기를 대강 닦고 보습제를 듬뿍 발라 물기가 달아나지 않도록 하는 것이 피부의 탄력을 유지하는 좋은 방법이 된다.

모든 질병이 그러하지만, 아토피 피부염은 특히 음식을 꼭 가려야 한다.

물론 음식과 아토피 피부염과의 관계는 아직도 논란의 여지가 있다. 최근 피부과 의사들의 견해는 결정적인 증거가 없는 한 특정 종류의 음식물을 가릴 필요가 없다는 데 의견을 모으고 있는 듯하다.

하지만 체질을 전문으로 하는 한의사들은 임상에서 아토피 환자를 치료함에 있어 체질에 따른 음식의 취사선택은 아토피 치료의 기본임을 주장하고 있다. 그 근거는 치료 과정에서 증명되고 있다. 심지어 음식만 잘 가려도 아토피는 치료된다고 주장하는 분들도 있다.

아토피 치료에 있어 가장 중요한 점은 꾸준한 치료와 시간이 필요하다는 인식이다.

아토피는 빠른 시간 안에 치료할 수 있는 질병이 아니므로, 조급한 마음을 버려야 한다. 조급할수록 오히려 스트레스를 받게 되어 치료를 그르칠 수 있다. 힘들고 성가시겠지만, 편안하게 아토피와 사귄다는 기분으로 지속적인 치료를 한다는 마음가짐이어야 한다. 치료를 꾸준히 하면서 그와 함께 의식주에 걸친 생활 관리를 철저히 했지만 성과가 없다며 한 달도 넘기지 못하고 포기하는 분들도 있다.

시간이 필요하다는 마음으로 평소 가려움을 유발할 수 있는 행동은 최대한 줄이고, 시원하고 쾌적한 환경을 조성해 피부를 촉촉하게 하는 것이 가려움을 줄이는 방법이다. 긁어서 상처가 생기면 증세가 악화될 수 있으므로, 유아의 경우는 손톱을 짧게 자르거나 면장갑을 사용하는 것도 좋다.

이 외 아토피 피부염이 진행 중일 때 주의하고 지켜야 할 점들을 보자.

첫째, 아토피 피부염의 관리 및 치료에서 가장 중요한 것은 피부에 자극을 주지 않는 것이다. 목욕은 가볍게 단시간에 해야 되며, 때수건의 사용은 금해야 된다. 비누의 사용은 가급적 자제하는 것이 좋다. 만약 사용한다면 보습 효과를 줄 수 있는 것을 선택하는 것이 좋고, 목욕 직후에는 유분이 함유된 로션을 전신에 흠뻑 발라 피부를 촉촉하게 해야 된다. 옷을 헐겁게 입는 것도 자극을 줄여 주기 때문에 중요하다.

둘째, 이불이나 침대 시트 등의 침구류와 내의는 면제품을 사용하는 것이 좋다.

셋째, 방 안은 적절한 온도와 습도를 유지하도록 한다. 방 안이 덥거나 춥지 않도록 온도를 조절해야 하며, 건조한 것도 아토피 피부염을 악화시킬 수 있으므로 습도를 적절하게 조절해야 한다.

넷째, 부신피질 호르몬제의 연고는 병변이 심할 때만 일시적으로 사용해야 된다. 부신피질 호르몬제의 남용은 부작용을 초래할 수가 있기 때문이다.

다섯째, 대상 포진, 즉 헤르페스 병변이 있는 사람과의 접촉은 피하는 것이 매우 중요하다. 아토피 피부염이 있는 환자들은 대상 포진 바이러스에 감염이 되면 그 증상이 아주 심하여 고생을 하게 된다.

여섯째, 아토피 피부를 가진 환자들에게는 바이러스성 전염성 피부 질환도 많이 동반된다. 이런 질환이 발생되면 초기에 치료를 받도록 해야 된다.

일곱째, 아토피 피부를 가진 환자들은 벌레에 물렸을 때도 그 증상이 나타나 심하게 긁게 되므로 이차적으로 세균에 의한 피부 감염증이 발생될 수 있다. 따라서 벌레에 물리지 않게 주의를 해야 하며, 벌레에 물리게 되면 긁지 않도록 적절한 치료를 해 주는 것이 좋다.

여덟째, 아토피 피부염을 일시적으로 악화시키는 인자로는 감기, 건조한 기후, 꽃가루, 먼지 등의 외적 인자와 음식물 등이 있다. 어떤 특이한 음식물에 대해 알레르기가 있는 경우에는 그 음식을 피하도록 하는 것이 좋다.

아홉째, 스트레스 등에 의해서 병변이 악화되기 쉬우므로 스트레스를 적게 받도록 노력한다.

열 번째, 참치, 멸치, 꽁치, 정어리, 고등어, 청어와 같은 등 푸른 생선 종류 및 육고기나 라면과 같은 인스턴트식품은 절대 삼가야 하며, 계란이나 우유 등 다른 음식에 알레르기 반응을 보이는 사람은 그 음식도 삼가야 한다.

13. 아토피 피부염, 극복할 수 있다

아토피 피부염으로부터 해방되는 가장 좋은 방법은 아토피가 생기지 않도록 그 발병 원인을 찾아서 원인을 제거하고, 아토피가 생기지 않을 환경으로 바꿔 주는 것이다.

아토피 피부염으로 병원을 찾게 되면 대부분 스테로이드 외용약을 처방받는다. 스테로이드제는 염증을 억제하는 것으로 임시적인 증상의 호전을 보이지만 결코 아토피를 낫게 하는 게 아니다. 오히려 장기간 사용 시 백내장이나 녹내장을 일으키기도 하고, 골수의 성장을 방해하며, 감염증에 걸리기가 쉽다. 즉, 부작용이 생긴다. 오래 바를수록 점점 바르는 횟수가 많아지고 결국에는 벗어나지 못하게 된다.

중요한 것은 질환이 발생하지 않도록 예방하는 것이고, 발병 후에는 몸이 자연 치유력을 발휘하여 증상을 개선할 수 있는 방향에서 돕는 치료를 해야 하는 것이다. 따라서 아토피 피부염을 치료하기 위해서는 체질 개선을 기본으로 하면서 다양한 치료를 병행해야 한다.

아토피 피부염이나 천식, 건선 등은 전신적인 질환이기 때문에 치료 방법도 다양할 수밖에 없다. 아토피 피부염 치료법을 소개한다.

자석침
호주 시드니에 사는 한의사에 의해서 발견된 것인데, 호주인들은 아픈 것을 못 참는다고 한다. 그래서 아프지 않고 한방적인 원리를 적용하는 방법을 연구하다가 자석을 이용해서 치료를 해 봤는데 경혈보사가 정확한 것을 발견한 것이다. 참으로 우수한 발견이다.

침하면 우선 아프다는 생각이 들기 마련이다. 특히 아토피 피부염, 건선, 천식 등은 오장육부의 기를 조절하는 침법(사암오행침법, 팔체질침법, 태극침법, 한열보사침법, 자오유주침법)을 통해서 치료하게 되는데, 이러한 침법은 일반 침법에 비해서 느끼는 통증감이 5배에서 열배는 된다.

아이들뿐만 아니라 아픈 침을 맞지 못하는 사람들에게 자석침은 그야말로 광명이다. 그렇지만 진단이 잘못된 경우는 그 부작용도 심하므로 신중을 기해서 시술해야 한다.

원적외선 가시광선을 이용한 빛뜸
내부 장기가 냉한 사람에게는 빛뜸이 효과적이다. 특히 자궁근종이거나 요실금을 겪고 있는 사람, 임신이 어려운 사람에게는 빛뜸을 이용한 온열 요법이 좋다.

그동안에 쑥을 이용한 쑥뜸은 연기와 냄새 때문에 시술 시에도 힘들고, 시술 후에는 화상이나 흉터가 남기도 해 곤란한 점이 많았다. 이에 반하여 새로 개발된 원적외선 가시광선을 이용한 온열 요법은 연기와 냄새가 전혀 없다. 그리고 약간만 주의를 기울이면 화상이나 흉터의 부작용 없이 몸이 냉한 환자들의 치료가 가능해졌다.

이 온열 요법은 단순한 열이 아니라 원적외선 가시광선을 이용하여 인체가 필요로 하는 빛에너지를 공급함으로써 현대 사회에서 부족하기 쉬운 자연 에너지를 공급하는 것이다. 특히 가시광선을 이용한 치료는 직접 햇볕을 통해서 들어오는 자외선, 감마선, X선 등을 제외함으로써 인체에 미치는 햇볕의 독을 제거한 것이다.

면역 약침

약재를 끓여 직접 주사하는 면역 약침도 좋은 치료법이다.

한의학에서는 선천지정기(先天之精氣)를 간직하는 신장의 기능을 아주 중요하게 생각하는데, 신장의 기능에 좋은 복분자·구기자·토사자·오미자·차전자·녹용의 약제를 청주로 30일간 발효한 다음 다시 끓여서 증류를 한다. 그 증류액을 받아서 소독 처리를 한 다음 약침액을 만들어 신장의 대표혈인 신수지실이라고 하는 혈자리에 주입하는 방법으로 약침을 사용해서 면역력을 증가시켜 준다.

체질약과 머리에 침

체질은 혈액형만큼이나 중요한 자리를 차지해 가고 있다.

우리가 수혈을 할 때 혈액 구분을 정확히 하지 않으면 안 되듯이, 한약 복용 시에도 체질을 정확히 구별하지 않으면 안 된다.

옛날에는 한약을 장기 복용하는 경우가 별로 없었기 때문에 한약에 대한 부작용이 그다지 없었다. 하지만 요즘은 한약의 장기 복용이 많아지고 그에 따라 부작용도 종종 나타난다.

체질에 맞지 않는 한약을 복용할 때에는 부작용이 나타나기 쉽다. 체질에 맞는 한약은 부작용 없이 장기적으로 복용할 수 있을 뿐 아니라, 나아가서는 체질에 맞지 않는 음식 섭취로 인한 노폐물도 해소해 주는 역할까지 해 준다.

뇌는 우리 몸의 전체를 통제하고 조절하는 기능을 담당하고 있기 때문에 어떤 치료든 뇌 건강을 함께 고려해야 한다. 아토피 피부염이나 건선, 천식의 치료 역시 뇌의 혈액 순환을 돕는 치료를 함께 병행하여 머리를 맑게 하는 것이 필요하며 아주 중요하다.

'맑은머리 맑은몸' 한의원의 아토피 피부염 3단계 치료법을 간단히 소개한다.

1단계 : 소양 해소기
가려움증이 어떤(풍·열·습·조·한·혈열·신허·혈허 중) 원인에 의한 것인지를 찾아서 가려움증을 해소하는 시기이며, 대체로 15일에서 45일의 기간이 소요된다.

2단계 : 피부 재생기
가려움증이 해소되고 나면 피부 변성, 태선화, 각질화, 색소 침착된 부분을 치료하는 단계이다. 아토피 질환이 경미한 사람은 소양 해소기 때 동시에 치료가 되기도 하는데, 심했던 사람들은 코끼리 가죽처럼 남는 경우가 많기 때문에 피부를 재생시키는 치료를 해야 한다.

3단계 : 면역 증강기
아토피 환자들은 면역력이 저하되기 때문에 음식에 대한 주의를 해야 한다. 성장에 지장을 초래하는 아이들이나, 평소에 신체가 허약한 사람들, 단체 생활 등을 함으로써 음식을 주의할 수 없는 사람들은 면역력을 향상시키도록 노력해야 한다. 그리고 재발 방지와 건강 증진을 위해서도 면역 증강 치료는 중요하다.

아토피 피부염의 치료는 그 어떤 질환보다 체질 음식 요법과 아토피 음식 요법이 중요하다. 물론 음식 요법을 따르자면 도대체 먹을 것이 하나 없는 것처럼 느껴질 만큼 쉽지 않다. 하지만 지긋지긋한 아토피로부터 해방되기 위해서는 인내심과 끈기, 그리고 무엇보다 나을 수 있다는 신뢰가 필요하다.

정확한 치료를 받으면 반드시 회복된다. 어렵더라도 조급하게 생각하지 마시고, '나만 왜 이런 고통으로 힘들까?'라는 원망도 갖지 말고 꼭 낫고 말겠다는 신념을 가져야 한다. 아토피 피부염은 분명히 극복할 수 있다.

대체로 치료 기간은 6개월에서 1년은 꾸준한 노력을 기울여야 한다.

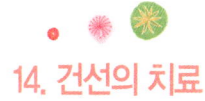

14. 건선의 치료

건선은 이름에서 알 수 있듯이 피부가 건조해지는 현상, 즉 피부의 급격한 사막화 현상이라고 할 수 있다.

건선은 경계가 분명한 은백색의 인설로 덮여 있는 홍반성 피부 병변이 그 특징이며, 주로 팔꿈치, 허리, 무릎, 엉덩이, 두피 등 자극을 많이 받는 부위에 발생한다.

피부가 건조한 건성 피부와는 별개의 질환으로서 건선(乾癬)은 피부 표면에 붉은 색의 좁쌀 같은 구진(丘疹)과 반점들이 생기면서 그 위에 은백색의 비듬 같은 피부 각질이 겹겹이 쌓여 나타나는 피부 질환이기 때문에 지저분하고 가려워서 피부 미인은 생각지도 못한다.

건선은 장기간에 걸쳐서 악화나 재발을 거듭하는 질환이기 때문에 난치성 피부 질환으로 분류한다. 대체로 20세 전후에 발병하고, 스트레스나 체질에 맞지 않는 음식을 복용했을 때 심해지는 후천적 질병이다. 그렇지만 원인에 따른 정확하고 제대로 된 치료와 자기 체질에 맞는 생활 습관만 기른다면 치료도 될 뿐만 아니라 재발없이 완치될 수 있는 질환이다.

전형적인 건선 병변은 피부 소견만으로도 쉽게 진단할 수 있다. 하지만 여러 가지 비전형적인 병변이나 건선이 잘 발생하지 않는 부위에 있을 때에는 진단이 쉽지 않을 수 있으며, 다른 구진 인설성 질환과의 감별 진단이 필요한 경우도 있어서 피부 병리 조직 검사가 정확한 진단에 도움이 되기도 한다.

같은 피부 질환이고 가려움증이 있으면서도 아토피 피부염은 발병 부위의 경계가 불분명하고 넓게 퍼지면서 주와나 슬와와 같이 접히는 관절 내측 부분에 생기는 반면에, 건선은 발병 부위의 경계가 분명하고 주로 편평한 피부에 생기는 차이를 보인다.

건선 환자들의 대부분은 가장 먼저 일단 가려움만 없애 달라고 한다. 그러다 가려움이 없어지고 나면 또 지저분한 것을 좀 빨리 없애 달라고 한다.

건선은 처음 발병하는 연령에 따라서 두 개의 형으로 나누기도 하는데, 보통 40세를 기준으로 그 이전에 발생하는 조기초발 건선과 그 이후에 발생하는 만기초발 건선으로 구분한다.

조기초발 건선은 만기초발 건선에 비해서 건선의 가족력이 있는 경우가 더 흔하다. 만기초발 건선의 경우는 비교적 건선 병변이 심하지 않고, 경과가 비교적 양호하며, 유전되는 경우도 적다. 치료 반응도 조기초발보다 좋은 경우가 많아서 대개 예후가 좋다.

건선의 임상 소견으로 가장 흔히 관찰되는 것이 판상 건선(plaque psoriasis)이며, 만성적인 판상형인 경우를 심상성 건선(psoriasis vulgaris)이라고 한다.

급성 전신성일 경우 오한, 고열, 권태감, 관절통 등의 전신 증상과 백혈구 증다증이 동반되기도 한다. 전신 피부에 걸쳐서 홍반과 인설이 동반되어 나타나는 급성 건선의 한 형태로 건선성 홍피증(psoriatic erythroderma)이 있으며, 인설이 심한 경우를 박탈성 건선(exfoliative psoriasis)이라고 부르기도 한다.

기타 두피에 발생하는 두부 건선, 간찰부에 발생하는 간찰부 건선이 있다. 이 경우를 굴측 건선, 역건선(inverse psoriasis)이라고 부르기도 하며, 습진이나 피부 진균증과 감별하기 어려운 경우도 있다. 남자의 음경 귀두부에도 건선이 발생할 수 있는데 대개 홍반성 판으로 나타나며 인설은 적거나 거의 없다.

건선 환자들이 주의하여야 할 점들로는 우선 피부 외상이나 손상을 줄이기 위해서 목욕 시 과도하게 때를 밀지 않도록 해야 하며, 목감기나 편도선염 등 연쇄상구균 감염을 피해야 한다. 정신적 스트레스도 건선을 악화시킬 수 있다는 것을 알아야 하며, 건선을 악화시키는 약물의 사용도 피해야 한다.

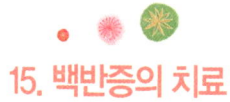

15. 백반증의 치료

백반증은 하얀 반점 혹은 회색 반점이 눈이나 입 주변 및 신체 부위의 피부에 나타나는 병이다. 특정한 질병으로 인해 생기는 증상이 아니라 단지 피부의 멜라닌 색소를 만드는 멜라닌 세포가 파괴됨으로 인해 생기는 병이다.

대부분 노출되는 곳(예를 들면, 손, 발, 팔, 얼굴 및 입술 등)에서 주로 처음 발병할 가능성이 높지만, 간혹 노출 부위 외의 배, 엉덩이, 가슴, 허벅지 부분에 먼저 발병하고 노출 부위로 전이되는 경우도 종종 있다. 아직까지 멜라닌 세포를 파괴하는 것이 무엇인지 밝혀지지 않았기 때문에 백반증의 정확한 발병 원인은 현재까지 알려진 바가 없으며, 인체의 면역 계통에 문제가 생겨서 발생하는 것으로 추정하고 있다.

백반증은 대부분 40대가 되기 전에 발병하며, 주로 손, 발, 얼굴 등 노출 부위에 발생한다. 백반이 머리에 발병하면, 머리색이 영구적으로 회색으로 변한다. 또 입술이나 혀, 구강 안쪽에 발병할 수도 있는데, 이 경우 드물게 구강암이나 피부암으로 발병할 가능성이 있어 각별한 주의가 필요하다.

성별과 인종을 불문하고 모두 발병할 수 있는 백반증의 초기 증상으로 가장 눈에 띄는 증상은 정상적인 피부가 원래의 색을 잃고 우윳빛처럼 하얀 백반이 생기는 것이다. 머리카락, 속눈썹, 눈썹 및 턱수염의 색깔이 회색이나 하얀색으로 변하거나, 구강 안쪽(특히 구강 점막)에 조직이 하얗게 변할 때, 안구 안쪽(특히 망막)층의 색깔이 옅어지거나 하얗게 바뀌거나 하면 백반증 발병이 의심되므로 정밀 검사가 필요하다.

백반증이 중병으로 인식되고 있는 것과 다르게, 백반증을 앓고 있는 환자들의 대부분은 의외로 건강한 상태를 유지하고 있으며, 피부 조직 및 감각 기능 또한 정상적인 사람의 피부와 다를 바가 없다. 그러나 정상적인 사람과 비교하여 면역계 기능에 이상이 있는 것은 확실하다.

정상적인 면역계는 외부에서 항원이 들어오면 자동적으로 항체를 만드는 중요한 면역 체계인데 이것이 이상을 일으키면 에디슨 병(Addison's disease), B-12 결핍으로 일어나는 악성 빈혈 및 갑상선 기능 항진증과 갑상선 기능 저하증을 포함한 갑상선 질병과 같이 자신의 장기나 세포 조직을 항원으로 인식하여 공격하기도 한다.

16. 피부 · 냉증 치료의 새로운 희망, 빛뜸

생명체는 빛(光線)이 없이는 살 수 없다. 인간도 태양 광선이 비추는 조건 아래에서 호흡하고 영양을 섭취함으로써 생명을 유지하고 있다. 또한 생존에 필요한 에너지를 얻는 것도 태양 광선이 있기에 가능한 일이다.

그리고 질병이 발생했을 때도 동양이나 서양에서나 햇빛을 이용하여 치료한 기록들이 보인다.

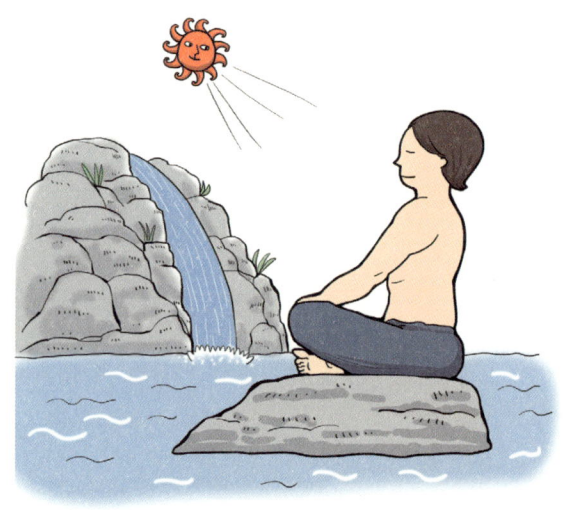

'고대 이집트에서 태양 광선과 아미 나주스(Ammi najus)라는 식물을 이용하여 백반증을 치료했다.'는 기록이 있고, '인도의 전통 의학인 아유르베다의 원조로 알려진 차라카란 의사는 이미 기원전 6세기경에 질병을 치료하기 위해 햇빛을 이용했다는 문헌이 있다.'는 것이다.

한의서인 《본초강목》에는 '쑥불에 의한 뜸도 태양열을 이용해 점화해야 완전하다.'는 기록이 있고, 그래야 원칙적으로 백병(百病)에 듣는다고 밝히고 있다.

그러나 지금은 지구 온난화로 인하여 인체에 해로운 자외선을 흡수해 주는 오존층이 파괴되어, 태양을 이용한 자연 광선의 치료에 대해서는 회의적인 상태에 이르렀다.

자외선 차단 역할을 해 주는 오존층의 파괴는 지구상의 모든 생명체에 좋지 않은 영향을 미치고 있다.

자외선이 지표면에 도달함으로써 식물의 엽록소가 감소하게 되면, 식물의 광합성 작용이 억제되어 식물의 성장이 부진하게 되고, 이는 결국 농작물의 수확량 감소로 이어지게 된다. 또한 소, 돼지 등은 암과 일사병 발생률이 높아진다고 한다.

수중 생물의 경우에도 그 피해는 심각하다. 식물성 광합성 작용이 억제되어 수생 식물의 성장이 늦어지면 플랑크톤을 먹고 사는 물고기와 수중 생물의 먹이가 부족해지고, 이로 말미암아 수중 생물도 멸종될지 모른다는 우려를 낳고 있다.

오존층의 피해 정도와 그 피해로 인한 영향에 대하여서는 아직 논란의 여지가 많지만, 확실한 것은 오존층의 파괴는 인간이 이 지구상에서 더 이상 생존하기 힘들게 만든다는 사실이다.

미국 환경청에서는 오존층 고갈에 따른 자외선 증가로 인해 피부암의 증가, 피부 노화 촉진, 안질환(백내장, 자외선 각막염, 결막염, 망막장해 등)의 증가, 면역 기능의 저하, 농작물의 수확 감소, 해양 생물에의 피해, 플라스틱 등 고분자 화합물의 조기 열화, 광화학 대기 오염 증가 등을 경고하고 있다.

이러한 경고는 경고 수준을 넘어서 태양광 아래에서 작업하는 사람들의 피부암 증가, 피부 노화 촉진 현상, 안질환 증가 등 현실적인 문제로 등장하고 있다. 그러므로 옛날에 시행했던 일광욕이나 태양 광선 치료를 지금 실시하는 것은 빈대 잡으려다 초가삼간 태우는 격이 될 수 있는 것이다.

우리가 시행하고 있는 빛뜸 요법은 과거에 시행하던 쑥뜸 요법의 발전된 형태로써 태양광에서 오는 빛 중에서 인체에 유익한 가시광선과 원적외선을 이용한 현대 과학적인 뜸요법이다. 현대인의 생활 속에서 부족할 수밖에 없는 가시광선과 원적외선이라는 빛을 인체에 투사함으로서 빛의 부족에 의하여 발생하는 습진, 건선 등 습윤성 질환과 내부 순환의 정체로 인하여 발생하는 아토피, 대상 포진 등 건조성 질환을 동시에 치료하는 시스템을 개발한 것이다.

이제는 자연 태양 광선에서 나오는 자외선, 엑스선, 감마선 등 인체에 해로운 빛을 제외한 유익한 빛을 이용한 인공 태양 광선 치료 시대가 열린 것이다.

빛뜸으로 치료할 수 있는 질환은 수 없이 많으나 특히 특효를 보이는 것은 빛의 부족에 의하여 나타날 수 있는 곰팡이 세균성 질환과 냉증 질환이다.

곰팡이 세균성 질환은 주로 여드름, 아토피, 건선, 백납증 등 피부 질환을 의미하고, 냉증 질환은 냉방병으로 대표되는 전체적인 냉증, 수승화강이 이루어지지 않아서 일어나는 하지 냉증이나 하지 불안 증후군을 의미한다.

17. 빛뜸의 주요 기능

빛뜸의 주요 기능

1. 기능 회복 : 호르몬 분비가 왕성해지고 노화가 방지되며 정력이 증진하고, 자율 신경의 실조도 정상화되므로 인체의 모든 기능이 정상화된다.

2. 온열 작용 : 몸의 표면보다도 체내 심부에 깊숙이 온열을 스미게 하여 심부 온도는 43도 내지 45도까지 고온으로 오르게 하여 암세포를 모두 죽이지만, 정상 세포는 강화한다.

3. 진통 · 진해 작용 : 마약에 의하지 않고 모든 통증을 진통하는 작용이 있다. 또 자율 신경 실조를 조절하여 기침이나 천식을 멈추게 하는 진해 작용을 한다.

4. 세포 생성 · HSP 생성 작용 : 외상 수술 후의 새살 돋는 데 특효가 있다. 탄소화광은 심부를 고열로 높이는 온열 작용을 하여 열활성단백질(HSP)을 생성하여 세포를 강화하고 손상된 단백질을 건강한 단백질로 회복시킨다.

5. 성장 작용 : 벼 · 콩 · 닭 · 누에 등에 1m 거리에서 5분간씩 광선 치료를 하면 평균 15%의 성장 촉진과 증산의 효과가 있다는 실험 결과로 보아 성장 작용이 뚜렷함을 알 수 있다.

6. 살균 작용 : 여러 유해균의 직접적인 살균도 하지만 특히 백혈구의 식균(食菌) 작용을 강화하므로 여러 난치병에 특효가 있다.

7. 재생 작용 : 고환을 떼어 낸 수탉의 날개 밑에 광선 치료를 계속했더니 고환이 되살아나 교미하게 되었다는 실험으로 보아 세포의 재생과 증식 작용이 뚜렷함을 분명히 알 수 있다. 즉, 새 살이 돋아 나오게 한다.

8. 해독 작용 : 혈액 중의 칼슘이 현저하게 증가하여 그것이 인과 결합해서 치아나 골격을 강화하고 새로 형성한다.

9. 증혈 작용 : 혈액 속에 백혈구, 적혈구 및 헤모글로빈이 현저하게 증가하는 증혈 작용을 한다.

10. 정골 작용 : 삐뚤어지게 맞추어진 발목·손목 그 밖의 뼈를 제자리로 들어앉게 하는 정골(整骨) 작용이 있다.

11. 신진대사 작용 : 혈관의 통과성이 좋아져 신진대사가 왕성해진다. 또 과잉 콜레스테롤을 체외로 배설하는 작용이 있다.

12. 신경 자극 작용 : 자율 신경에 활성적 자극을 주고, 또 느리고 둔해진 운동 신경도 회복시킬 수가 있으므로 반신불수, 소아마비 등도 회복시킨다.

13. 궤양·염증 치유 작용 : 위궤양, 십이지장궤양 등 각종 궤양과 염증을 치유한다.

14. 스트레스 해소 작용 : 각종 장기, 혈액이나 세포, 신경계 등 전신의 피로를 해소하여 심신의 스트레스로부터 해방되게 한다.

2장

만성 피부 질환 치료 : 면역력을 증진시켜야만 된다

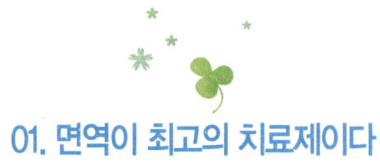

01. 면역이 최고의 치료제이다

면역은 자기가 자신의 몸을 고칠 수 있는, 우리 몸이 갖고 있는 자연 치유 능력이다.
'면역은 최고의 의사이며 최고의 치료제이다.'라는 히포크라테스의 말은 정확하다. 면역은 질병으로부터 나 자신을 지킬 수 있는 최고의 치료제이다.
문명의 발달로 인해 과거에 비해 엄청나게 달라진 우리의 생활 환경, 의학도 눈부시게 발전하여 많은 성과를 내놓고 있다. 불과 몇십 년 전과 비교하면 위생적인 측면도 매우 향상되었다. 하지만 아이러니하게도 심각해지는 환경 오염을 비롯하여 우리의 건강을 위협하는 원인 불명의 질병들도 늘어나고 있다.
특히 생활 환경의 변화에 따라 암을 비롯한 심장 질병, 뇌졸중, 당뇨병 등의 생활 습관 병이 건강 사회에 큰 문제로 대두하였다. 생활 습관 병은 우리에게 우리 스스로를 돌아보라는 엄중한 경고다.
그리고 그 경고는 면역의 중요성을 일깨워 준다. 백세 시대를 시작하는 시점에서 우리가 건강한 삶을 유지하기 위해서는 다시금 초심으로 돌아가야 한다. 우리 몸이 갖고 있는 자연 치유 능력, 즉 면역력을 되살리고 그에 맞춰 사는 것이 건강을 지키는 가장 바른 길이다.

우리 현대인들에게 고통을 주는 수많은 질병의 원인은 바로 면역력 저하로 인한 것이고, 면역력 저하는 잘못된 생활 습관이 그 원인이다. 잘못된 생활 습관으로 인해 자율 신경계, 체온, 백혈구, 에너지 생성계에 이상이 생기면 면역력이 떨어지는 것이다. 면역력을 강화하는 것이 곧 건강한 삶, 건강한 노년을 준비하는 길이다. 건강과 질병, 그 두 가지 문의 열쇠는 바로 면역이 쥐고 있다.

'면역(免疫)'이란 한자 자체가 역병(疫病), 즉 전염병을 면(免)한

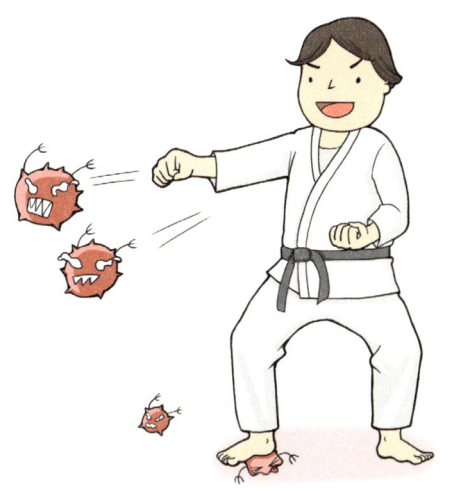

다는 의미이다.

면역을 한 마디로 말하면 병원체와 내 몸의 전쟁이다. 바이러스는 자신을 복제할 서식지로 영양분, 온도, 습도를 제공하는 인체를 선택하는데, 바이러스가 선호하는 인체는 허약하고 체온이 낮고 피부가 제 기능을 못하는 인체이다. 싸움의 대상으로 약한 상대를 선택하는 것은 어쩌면 자연의 이치인지도 모른다.

우리 몸을 바이러스나 세균의 공격으로부터 지켜 주는 면역 시스템에서 가장 중요한 역할을 하는 것이 바로 백혈구이다. 많은 사람들이 백혈구는 한 종류라고 알고 있기도 하지만, 사실 백혈구는 한 종류가 아니다. 백혈구는 혈액 속에 포함되어 있는 적혈구와 혈소판 이외의 세포를 통틀어서 표현한 총칭이며, 여러 종류의 무리가 각각 자신이 맡은 일을 하며 면역 시스템이 작동되도록 하는 것이다.

백혈구의 종류는 크게 3가지로 나누는데 림프구, 과립구, 메크로파지(대식 세포)이다.

이 중 백혈구의 60%를 차지하는 림프구는 T 세포, B 세포, NK 세포 등으로 나뉜다.

T 세포는 흉선에서 만들어지기 때문에 T 세포라 불리며, 흉선 아닌 곳에서 만들어진 흉선외분화 T 세포도 있다. B 세포는 T 세포의 명령을 받아 공격하기 위한 항체(면역 글로불린)을 만든다. NK 세포는 내추럴킬러 세포라고도 부르는데 암세포를 공

격하는 세포로 알려져 있다.

매크로파지는 아메바처럼 촉수를 가지고 움직이고 온몸에 존재한다. 외부의 적을 통째로 삼키는 탐식 능력을 갖고 있으며 과립구와 림프구에게 적의 침입을 알리고, 림프구가 제 역할을 한 다음에 정리를 한다.

과립구는 매크로파지의 진행형으로서 더욱 탐식 기능이 높다. 면역 시스템이 그 가치를 조명받기 시작한 것은 각종 콜레라와 O-157 등의 감염증이 유행할 시기였다. 같은 환경에서 같은 음식을 먹는데 병에 걸리는 사람도 있고 걸리지 않는 사람도 있다는 사실을 알고 면역력에 집중하기 시작하였다.

우리 인간의 면역 기능은 매우 훌륭하다. 몇 겹의 방어 시스템으로 이루어져 있어 유해한 미생물과 수많은 균에 노출되어 있는 우리를 지켜 준다. 외부의 적이 몸으로 들어오는 것을 가장 최전방에서 막아 주는 1차 방어선이 바로 피부와 입, 코 등의 점막이다.

피부의 경우에는 육안으로 보이진 않지만 피부 표면을 감싸고 있는 상재균총에 의해 최초의 방어 시스템이 작동된다. 그런데 피부에 상처가 나서 1차 방어 기능을 하지 못하고 세균이 몸속으로 들어오면 백혈구가 2차 방어막 역할을 한다. 혈관으로부터 차례로 나오는 백혈구가 세균을 잡아먹어 버린다. 이때 고름이 나오게 되는 것이다. 이와 같은 면역을 자연 면역이라 한다.

우리 몸의 면역 시스템은 크게 2가지로 구분할 수 있다.

하나는 앞에서 말한 원래 갖고 있는 자연 면역이고, 다른 하나는 후천적으로 생활 등에 적응하는 동안 갖게 되는 획득 면역이다. 백혈구의 공격까지 물리치고 몸속 더 깊은 곳까지 침입하기 위해 림프관까지 들어오는 균에 대항해 싸우는 것이 림프구이며 바로 획득 면역에 해당한다고 할 수 있다. 즉, 유행성 이하선염이나 홍역 따위의 감염증에 대한 면역력 등 살아가는 동안에 몸이 획득하는 면역을 말한다.

이 획득 면역은 처음에는 저항하지 못해 병이 나게 되지만, 그다음부터는 그 균에 대한 정보를 기억하고 있기 때문에 또다시 공격을 받게 되더라도 이길 수 있다.

면역 시스템이 원활하게 잘 움직이는 사람은 같은 조건 안에서도 병에 잘 걸리지 않는다. 만약 병에 걸린다 해도 빨리 회복된다.

적절한 운동과 휴식, 스트레스로부터 자신을 지키는 삶, 금연, 절주 등의 실천만으로도 우리는 생활 속에서 면역력을 높일 수 있다. 또한 선천적인 질병이나 오랫동안 앓아온 병일지라도 지금부터 건강에 좋은 바른 생활 습관을 갖도록 노력한다면 병의 악화를 막고 예방은 물론 치료도 할 수 있다.

면역력을 키우고 병에 잘 걸리지 않는 비결을 알아보자.

첫째, 몸을 따뜻하게 하여 체온을 높인다.
둘째, 심호흡을 통해 산소를 충분히 공급한다.
셋째, 채소, 과일, 견과류를 많이 먹는다.
넷째, 고민과 과로, 분노를 피한다.
다섯째, 수면을 충분히 취하고, 수면의 질을 높인다.
여섯째, 적당한 유산소 운동(청소 같은 집안일로도 충분)을 한다.
일곱째, 밝고 긍정적인 생각과 말을 많이 한다.

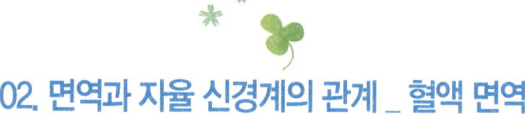

02. 면역과 자율 신경계의 관계 _ 혈액 면역

우리 몸이지만 우리 뜻대로 움직일 수 없는 기관들이 있다. 예를 들어, 심장이나 장 같은 것이다. 그렇다면 심장이나 장 같은 장기들은 어떻게 움직이는 것일까?

이처럼 자기 의사와는 상관없이 생명 유지에 반드시 필요한 기능을 유지하거나 통제하는 것이 바로 자율 신경이다. 자율 신경계에는 교감 신경과 부교감 신경이 있는데, 자율 신경이 제대로 작동하는지 못하는지에 따라 우리의 건강은 큰 영향을 받는다.

교감 신경과 부교감 신경으로 이루어진 자율 신경은 혈관을 따라서 전신에 넓게 퍼져 있는데, 이 자율 신경 역시 면역 시스템과 깊은 관계를 맺고 있다. 면역 시스템에서 가장 중요한 과립구(세균처럼 비교적 큰 이물질을 처치)와 림프구(바이러스 같은 작은 이물질 공격)라는 면역 세포가 바로 자율 신경과 밀접한 관계에 있는 것이다. 즉, 간단히 말하면 '과립구=교감 신경, 림프구= 부교감 신경'으로 이해하면 된다.

우리 인간은 고민과 불안, 근심 같은 정신 활동을 할 수밖에 없는데, 이러한 활동은 교감 신경의 긴장으로 이어진다. 인간의 몸은 본래 낮에는 교감 신경이 활발해지고, 밤에는 부교감 신경이 우위를 차지하게 되어 있다. 왜냐하면 낮에는 집중적으로 일을 해야 하기 때문이고, 밤에는 휴식을 취해 주어야 하기 때문이다. 그래서 밤이 되면 몸이 나른해지고 수면을 취하게 되는 것이다.

그런데 언제부터인가 우리는 밤낮없이 일을 하고 과도하게 신경을 쓰게 되어 교감 신경이 지속적으로 우위인 상태로 지내게 되었다. 이러한 상태가 오래 지속되면 결국 자율 신경계의 균형이 무너져 버려 면역력이 약화되고, 결과적으로 병에 걸리게 되는 것이다.

교감 신경 긴장 상태가 장시간 이어지면 과립구가 증가하여 위염과 위궤양, 과민성 대장염, 치질, 크론병, 치주 농양 등이 생기며, 때때로 암을 유발하기도 한다. 과립구는 원래 체내에 상주하는 세균을 물리치는 역할을 하지만 교감 신경이 지나치게 긴장된 상태가 이어지면 정상적인 세포와 조직도 공격하기 때문이다. 게다가 교감 신경이 우위인 상태에서는 림프구가 줄어들어 바이러스 등에 적절한 대응을 하지 못한다.

반대로 긴장 완화 상태가 오래도록 이어지면 부교감 신경이 지나치게 활성화되어 신체 능력이 저하되고 무기력, 우울증 같은 질병을 일으킨다. 또한 림프구가 많아지면 극단적인 상황에서 각종 과민증을 일으킨다. 림프구 과잉에 의해 초래되는 질병은 아토피성 피부염이나 천식 등이 있다.

결국 건강한 생활을 위해서는 낮에는 열심히 일하고, 밤에는 긴장을 풀고 충분한 휴식을 취하는 생활을 해야 한다. 장시간 과도한 노동을 하고 지나친 스트레스를 지속적으로 받게 되면 혈압과 혈당이 올라가고 결국 면역력이 약해져 병을 키우게 된다. 자율 신경의 균형을 유지하여 면역 시스템의 작동을 원활하게 하기 위해서는 고민과 과로, 분노 등을 경계해야 한다. 고민하고 지나치게 과로하고, 분노 같은 감정 상태가 이어지면 교감신경이 더욱 긴장하게 되고 혈압과 맥박이 상승하게 된다.

이 세 가지가 우리 몸에 끼치는 해는 지대하기 때문에 죽음을 부르는 3종 세트라고 부른다. 건강한 삶을 원한다면, 우리 생활에서 죽음의 3종 세트를 멀리하려고 적극적으로 노력해야 한다.

03. 장이 건강해야 면역력이 좋아진다 _ 장관 면역

건강한 몸은 곧 건강한 삶이다.

삶의 질에 대한 관심이 높아지는 요즘, 다양한 시각으로 삶의 질을 얘기한다. 그런데 건강을 빼놓고는 그 어떤 관점이나 의미로도 삶의 높은 질을 논할 수 없다. 더구나 백세 시대가 열린 시점에서는 더욱 그러하다.

장수의 시대에 접어들면서 노년의 시간에 관심이 높아졌고 그에 비례하여 미용에 대한 관심도 높아졌다. 하지만 외형이 아무리 아름다워도 몸속이 건강하지 않으며 사상누각에 지나지 않는다. 몸매와 피부를 가꾸는 것만이 아니라 몸속도 함께 정비하고 돌봐야 한다. 그래야 백세 시대를 건강하고 아름답게 보낼 수 있다.

특히 장 건강은 더욱 중요하다. 음식물과 운동에 의해 크게 좌우되는 장은 건강한 생활을 할 때 기능이 좋아지고 미용과 건강에도 좋은 영향을 끼칠 수 있다. 건강한 생활을 습관화하면 장내 세균이 증가하고, 세로토닌과 도파민 같은 행복 물질이 잘 분비되는 환경이 만들어지므로 행복하고 건강하게 보낼 수 있다.

장이 건강해야 하는 중요한 이유 중 면역력과의 관계를 빠트릴 수 없다.

림프구가 돌연변이 세포를 항원으로 인식하여 공격해야 하는데 그 역할을 제대로 못할 때 암 같은 질병이 발병한다. 그런데 이 림프구의 면역력을 향상시키기 위해서는 장을 튼튼하게 해야 한다. 장이 튼튼해지면 면역력이 자연적으로 올라가기 때문이다. 림프구는 흉선, 골수, 장에서 만들어지는데 그 중 장은 60%의 림프구가 만들어지는 곳이다. 게다가 흉선이나 골수의 면역은 20세 전후부터 서서히 저하되지만 장 면역은 전혀 떨어지지 않는다. 장을 튼튼하게 해야 하는 중요한 이유 중의 하나가 바로 림프구의 면역력을 높이기 위해서이다.

장이 건강하려면 장내 세균이 늘어나야 한다. 그리고 장내 세균이 늘어나면 면역 세포도 활성화되어 면역력이 강화되고 결과적으로 우리 몸을 건강하게 만든다.

다양한 외부의 적으로부터 몸을 지키기 위해 대식 세포(자연 면역을 담당하는 세포, 외부로부터 들어오는 위협에 대해 즉각적으로 무차별 공격을 한다.), NK 세포(자연 면역을 담당하는 세포로, 암세포를 직접 파괴하고 정상 세포와 암세포를 구별하여 암세포만 공격하는 세포. 암세포의 발생과 증식, 전이, 재발 등을 효과적으로 억제한다), T 세포 · B 세포(획득 면역에 관여하는 세포, 자신이 한번 반응했던 항원에 대한 정보를 기억 세포라는 세포 형태로 남겨 두기 때문에 한번 걸렸던 병에는 빠르게 면역 반응을 하는 효과를 낸다.) 등은 잠시도 쉬지 않고 제 할 일을 한다. 특히 NK 세포의 활동은 특히 두드러진다.

이 NK 세포는 오전 9시 전후와 저녁 5시쯤에 가장 활성화되는 것으로 알려져 있으며, 밤9시 이후에는 활동이 줄어든다. 그런데 이러한 규칙적인 리듬을 깨트리는 불규칙한 생활이 지속적으로 이어지면 NK 세포의 능력도 저하된다.

많은 면역 세포 중에서 가장 중요한 역할을 한다고 할 수 있는 NK 세포는 T 세포, B 세포가 강하게 만들어진 것과 달리 쉽게 약해지는 속성을 갖고 있다. 나이가 들면 줄어들기도 하고 기능이 떨어지는 경향이 있고, 음식이나 스트레스 등의 자극에도 영향을 잘 받는다. 그렇기 때문에 NK 세포의 수가 줄어들지 않도록 하고, 그 기능도 활성화시키기 위해서는 규칙적인 생활과 스트레스 관리, 식사 조절과 운동에 적극적이어야 한다.

기억해야 할 것은 NK 세포를 비롯한 면역 세포의 활성화는 장내 세균의 증가로 가능해진다는 점이다. 장내 세균은 세로토닌과 도파민 등 행복 물질을 만들어 내는 역할을 담당하고 있다. 하지만 장에서 행복 물질이 만들어지더라도 그 양이 부족하면 기분이 가라앉고 자신이 불행하다는 생각이 들기 쉽다. 이러할 때 안 좋은 일에 부딪히면 더욱 부정적이 되고, 불안도 심해지며, 분노에 사로잡히기도 하고, 결국에는 폭력 등 극단적인 상태를 일으키기도 한다.

이러한 사실에서 보면 어떤 상황에서 분노를 참지 못하고 극단적인 상황으로 몰고 가는 사람들은 장내 세균이 부족하다는 것을 알 수 있다. 장내 세균은 행복 물질을 생성할 뿐 아니라 감염증과 암 등의 생활 습관 병으로부터 건강을 지켜 주는 임무를 수행하는 소중한 존재다.

장내 세균이 부족한 이유 중 가장 중요한 것이 스트레스다. 스트레스가 우리의 건강에 악영향을 미친다는 것은 많이 알려진 사실이다. 게다가 현대인들에게 스트레스는 피해가기 어려운 난적이다. 스트레스가 성인병은 물론 우울증과 알레르기성 질환 등 다양한 질병의 원인이 되고 있다는 많은 연구 결과도 나와 있다. 즉, 스트레스는 만병의 근원이라 해도 지나침이 없다.

그러한 스트레스의 영향을 가장 많이 받는 장기가 바로 장이다. 뇌와 장은 각각 인체의 상부와 하부에 있어 그다지 관계가 없어 보이지만 사실은 매우 밀접한 관계를 갖고 있다. 뇌와 장은 직접적으로 이어져 있어서 뇌의 정보는 척수와 자율 신경을 통해 장관 점막에 존재하는 신경 세포로 바로 전달된다. 그 말은 뇌가 스트레스를 받으면 장도 금세 반응하게 된다는 뜻이다. 간단하게 설명하면, 스트레스를 받으면 소화가 안 되고 여러 가지 장과 관련된 증상에 시달리는 것을 생각하면 된다.

그리고 장은 인체 중 가장 많은 신경 세포를 가진 장기이다. 그래서 장을 제2의 뇌라고도 부르는 것이다. 그러므로 뇌로부터 장이 영향을 받듯 뇌도 장으로부터 영향을 받는다. 두뇌를 쓰지 않으면 점점 퇴화된다는 말이 있듯이 장도 활성화되지 않은 채로 지속되면 퇴화된다. 또한 장의 움직임이 정체되면 뇌도 노화된다.

스트레스로부터 뇌와 장을 보호하는 것이 건강한 삶을 유지하는 중요한 방법 중 하나다. 그러니까 건강한 삶과 장의 건강은 뗄 수 없는 관계이다. 건강하고 싶다면 장부터 건강해야 한다.

04. 몸이 따뜻해야 면역력이 강해진다 _ 체온 면역

체온이 우리의 건강과 깊은 연관을 가지고 있다는 사실을 잘 알고 있는 사람은 많지 않다. 발열을 여러 가지 질병의 신호로 여기거나 어떤 질병이 더욱 깊어지는 것으로 알고는 있으나, 체온이 면역력과 관련이 있다는 것은 많이 알려져 있지 않다. 그래서 대부분의 사람들은 체온에 신경을 쓰지 않는다.

하지만 체온은 건강 유지에 아주 중요한 역할을 한다. 체온은 면역 시스템과 아주 밀접한 관련을 맺고 있으며, 저체온은 면역력을 떨어뜨리는 주범으로 알려져 있다.

동양 의학에서는 몸을 차지 않고 따뜻하게 하는 것이 병의 예방과 치료에서 가장 중요하다고 여긴다. 체온이 떨어지면 대사력과 면역력의 저하로 이어지기 때문이다. 대사는 생명 활동의 기본이다. 대사량이 높은 상태의 사람은 병에 잘 걸리지 않지만, 대사량이 낮은 사람은 병에 쉽게 걸린다. 이러한 대사는 체온의 영향을 많이 받는데, 체온이 낮으면 대사가 떨어지고 면역 세포의 기능도 약화된다. 당연히 면역력도 저하되기 때문에 병에 잘 걸리는 것이다.

또한 체온이 낮으면 혈액 순환도 나빠진다. 혈액의 중요한 기능 중 하나는 산소와 영양분을 체내에 운반하는 것인데 혈액 순환이 나쁘면 그 역할을 원활하게 하지 못하게 된다.

이렇듯 저체온은 만병의 근원이 된다. 쉽게 피로해지고 몸이 붓는 등의 컨디션 저하가 만성적이 되고, 이는 면역 저하로 이어져 결국 질병에 걸리고 마는 것이다.

몸이 차가우면 병이 찾아온다. 체온이 1도 떨어지면 면역력은 30~40%나 낮아지고, 반대로 체온이 1도 올라가면 면역력은 5배나 높아진다는 연구 결과도 나와 있다. 몸을 따뜻하게 하는 습관과 식사가 건강한 삶의 비밀이다. 몸을 따뜻하게 하면 부교감 신경이 작동하여 림프구가 활성화되면서 면역력이 높아지기 때문이다.

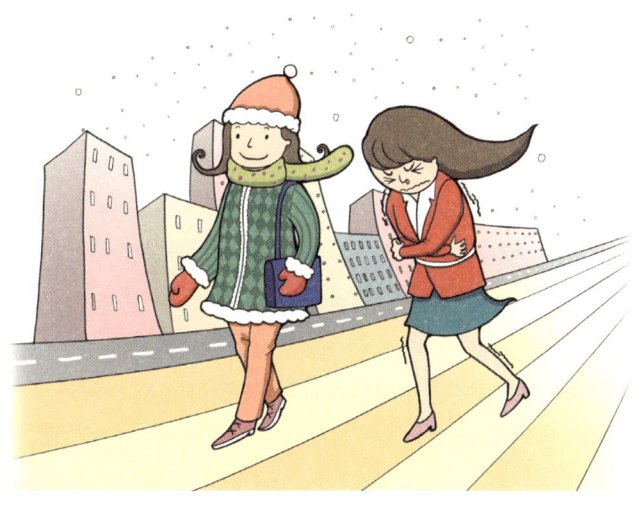

미니스커트를 즐겨 입으면 자궁경부암에 걸릴 확률이 높아진다는 말도 체온 면역과 관련 있다. 자궁경부암이 증가하는 추세인데, 이 또한 미니스커트를 즐겨 입는 여성들의 몸이 지나치게 차가워져 면역력이 떨어진 것과 무관하지 않다. 이렇듯 저체온은 수많은 병의 원인이 된다. 체온이 낮아지면 대사산물이 혈액이나 체액 속에 잘 용해되지 않는 불용화가 시작된다. 예를 들어, 소화관에서 분비되는 대사산물이 쓸개즙의 주요 성분인 담즙산과 불용화하면 담석이 된다.

하룻밤만 추위에 떨어도 체온이 떨어지고 면역력이 약해져 감기에 걸리는 것을 생각해 보면 체온이 면역력, 다시 말하면 건강과 얼마나 깊은 연관을 갖고 있는지 다시금 알 수 있다. 체온을 일정한 온도로 따뜻하게 유지함으로써 면역력을 키우는 체온 면역 요법이 필요한 이유다.

그런데 지난 반세기 동안 우리 인간의 체온이 떨어졌다. 과거에 비해 인간의 체온이 1도나 떨어졌다. 50여 년 전만 해도 인간의 체온은 평균 36.8도였지만 체온이 점점 낮아져 지금은 35도 대를 유지하고 있다. 체온은 인간의 생명과 건강을 지키는 중요한 요소이므로 체온 관리는 곧 건강 관리와 같고, 주의를 기울여야 하는 대목이다.

왜 몸이 차가워졌을까? 그 원인 중 하나는 흐트러진 식생활 때문이다. 특히 과식 습관이 체온을 떨어뜨리는 가장 큰 요인으로

꼽히고 있다. 마찬가지로 과다한 수분 섭취도 체온을 떨어뜨리는 원인이다.

그 밖에 체온을 떨어뜨리는 원인으로는 근력 저하를 들 수 있다. 생활이 편리해지면서 몸을 움직이는 일이 적어진 탓에 근력이 줄어드는 것이다. 운동을 통해 땀을 흘리면 체온이 1℃ 상승하고 면역력도 5~6배나 좋아진다. 그리고 더운 여름의 냉방, 과도한 약 복용, 욕조에 들어가지 않고 샤워만으로 끝내는 습관 등이 체온 저하의 원인에 속한다.

몸이 차갑다고 호소하는 사람들은 잠도 설칠 만큼 발 등 몸이 냉증에 시달린다. 서양 의학에서는 냉증을 질병으로 보지 않는 경향도 있지만, 냉증은 분명 치료해야 하는 병이다. 그냥 방치하면 몸 전체에 문제를 일으켜 건강에 적신호가 생기게 된다.

몸이 냉하다는 것은 몸의 깊은 곳의 체온이 떨어지는 것을 막기 위한 방어 본능이다. 냉기에 접하게 되면 몸은 표면의 혈관을 수축시키고 모공도 닫음으로써 열이 방출되는 것을 최대한 막는다. 몸 내부의 체온을 유지하기 위해서다.

이러한 조정을 담당하는 것이 자율 신경인데, 지속적으로 냉기에 노출되면 자율 신경이 냉기에 과민해져 조금만 추워도 강한 냉기를 느끼게 된다. 냉증이 갱년기 장애의 한 증상이 되고 있는 것도 자율 신경이 균형을 잃었다는 뜻이 된다.

몸 안의 체온을 일정한 온도로 따뜻하게 유지하여 면역력을 키우면 암, 고혈압, 당뇨, 우울증, 비만 등 이른바 치료가 쉽지 않은 질병도 예방할 수 있다.

몸을 따뜻하게 하는 것이 내 몸을 내 몸이 지킬 수 있게 하는 지름길임을 잊지 말아야 한다.

05. 바른 생활 습관으로 저체온을 막아라

우리 몸의 체온 조절은 자율 신경이 맡아서 하고 있다. 체온을 비롯하여 몸의 기능을 무의식 중에 조정하는 것이 바로 자율 신경이다.

날이 더우면 피부 표면의 혈관을 확장시켜 혈액이 운반하는 열을 몸 밖으로 내보내거나 땀을 흘림으로써 열을 발산하도록 한다. 반대로 추우면 피부 표면의 혈관을 수축시켜 혈액이 운반하는 열을 몸속에 보유하게끔 하거나 몸을 떨어서 열을 내게 한다. 이러한 일을 하는 것이 자율 신경인 것이다.

체온 조절을 하는 자율 신경의 일 중 중요한 한 가지가 심장의 움직임, 혈관의 확장·이완 등을 조정하여 혈압과 혈류를 지배하는 것이다. 일을 하거나 운동을 할 때, 혹은 스트레스에 시달리거나 화를 낼 때 심장 박동과 호흡이 빨라지고 얼굴이 붉어지는 것은 자율 신경 중 교감 신경이 그 상황에 맞게 혈압을 높이고 혈류를 증가시켜 활동하는 데 필요한 산소를 온몸에 대량으로 보내기 때문이다. 반대로 부교감 신경은 심장이 천천히 움직이도록 하고 몸 전체의 긴장을 이완시키는 작용을 한다.

간단하게 다시 설명하면 각 세포가 일을 할 것인지, 쉴 것인지를 결정하는 것이 자율 신경이다. 자율 신경은 몸의 거의 모든 세포를 조정한다. 그때그때의 상황에 필요한 세포에게는 일을 하도록 하고 그렇지 않은 세포는 쉬게 한다.

그런데 교감 신경과 부교감 신경 중 어느 한 쪽이 극도로 우위에 서게 되면 몸의 균형이 깨어져 저체온이 되고 여러 가지 병에 걸리게 된다. 바쁘다는 이유로 수면이나 휴식을 제대로 취하지 않고 지속적으로 일을 하게 되면 교감 신경의 긴장이 계속되고, 그렇게 되면 부교감 신경이 일할 상황이 되지 않아 몸이 계속 긴장 상태로 남게 된다.

이럴 때, 교감 신경은 혈관이 수축하도록 작용하기 때문에 교감 신경이 늘 긴장되어 있는 사람은 혈관이 가늘어져 혈액양이 적어진다. 결과적으로 전신의 혈액 순환량이 줄어들고 체온도 낮아지게 된다.

그렇다고 부교감 신경만 일을 하면 좋은 것은 결코 아니다. 부교감 신경은 반대로 혈관을 확장시키기 때문에 많은 양의 혈액이 혈관 속으로 흘러들어간다. 그만큼 많은 혈액을 이동시키려면 시간이 걸리므로 이 경우에도 역시 혈액의 흐름이 원활하지 못하다.

여기서 우리는 답을 알 수 있다. 교감 신경과 부교감 신경, 그 중 한 쪽이 일방적으로 우위에 서면 몸의 균형이 깨지고 저체온이 되어 여러 가지 병균의 공격에 쉽게 무너짐으로써 병에 걸리게 된다.

우리 몸의 면역 시스템은 앞에서 말했듯이 과립구와 림프구와 매크로파지로 구성되어 있다. 그런데 이러한 면역 세포들이 제 역할을 가장 효율적으로 해내기 위해서 가장 중요한 것이 바로 체온이다. 병자가 아닌 사람들은 체온이 정상 범위에 속하는데 그들을 채혈하여 과립구와 림프구의 상황을 알아보면 체온이 높을수록 림프구의 수가 많은 것으로 나타난다. 림프구 수가 많다는 것은 그만큼 적으로부터 우리의 몸을 지키는 힘이 세다는 것을 의미한다.

체온은 자율 신경만이 아니라 면역계와도 밀접하게 연관되어 있음을 기억하고 자율 신경과 면역 시스템이 제 역할을 제대로 할 수 있도록, 그리하여 건강한 몸으로 삶을 이어갈 수 있도록 우리는 바른 생활을 해야 한다.

특히 현대를 살아가는 우리는 스트레스로부터 자신을 지키는 현명함을 갖지 않으면 건강하기 어렵다.

스트레스는 저체온의 원인이 되어 면역 시스템을 약화시킴으로써 우리 몸이 병에 걸리기 쉬운 상태로 만들어 버린다. 스트레스가 저체온을 가져오는 이유는 스트레스가 쌓이면 교감 신경을 긴장시키기 때문이다. 스트레스는 신체적 스트레스도 있지만 정신적 스트레스가 더 많이 우리를 자주 공격한다. 고민하고 걱정하고 슬퍼하거나 고통스러워하고 불안해하는 등의 정신적 스트레스가 있으면 교감 신경은 계속 긴장 상태를 유지하게 된다. 그러다가 결국 부교감 신경의 활동을 저지할 만큼 교감 신경이 우위에 서게 되면 균형이 깨어져 병에 걸리는 것이다. 암과 같은 큰 병에 걸린 사람들을 보면 거의가 큰 스트레스를 경험하고 있다는 점에서도 스트레스와 저체온, 그리고 면역 시스템과의 관계를 알 수 있다.

일할 때 일하고, 쉴 때 쉬어 주고, 몸이 필요로 하는 영양소와 다양한 요소들을 제때제때 공급해 주고, 마음을 잘 다스려 스트레스로부터 자신을 지키면서 규칙적이고 자신의 몸 상태에 맞는 운동을 꾸준히 해야 한다. 이렇게 할 때 우리 몸은 본래의 역할을 충실하게 수행하면서 건강을 유지하며 돌아간다. 원래 그렇게 만들어졌기 때문이다. 몸이 원하는 대로 하루하루 바른 생활을 한다면 자연 치유력, 즉 위대한 면역 시스템이 지키고 있는 우리를 질병이 괴롭힐 수 없다.

3장

면역 증강은 체질에 맞는 치료여야 효과적이다 : 체질 면역

01. 병을 치료할 것인가? 사람을 치료할 것인가?

앓는다는 것은 곧 치유한다는 의미다. 이것이 동양 의학의 관점이며 치료 원칙이다.

원래 인간을 포함한 모든 생명체들은 스스로 치유할 수 있는 자연 치유력을 가지고 있다. 생명이 탄생하여 자라서 늙고, 병들고, 죽는 것은 그 자체로 자연의 질서이다. 인간을 제외한 모든 생물들은 이 자연의 질서에 적응하며 아무런 고민이나 갈등 없이 자연 속에서 삶과 죽음을 반복한다. 그 사이에 겪게 되는 대부분의 병과 상처는 자연의 일부인 자신의 몸에 내장되어 있는 자연 치유력으로 치유할 수 있다. 이것은 자연 속에 살기 때문에 가능한 일이다.

그런데 자의식을 가진 인간은 자연의 질서에 적응하기를 거부하고 자연을 자신의 취향에 맞게 정복하고 개조하며 살았다. 그 때문에 자연이 준 선물인 자연 치유력을 잃어버리고 대신 자신들이 만든 약과 보조 식품에 의존하여 병을 치유하려고 한다. 문제는 여기서부터 시작된다.

인간은 자연과 융화되어 살아가야 한다. 한의학은 인간과 자연

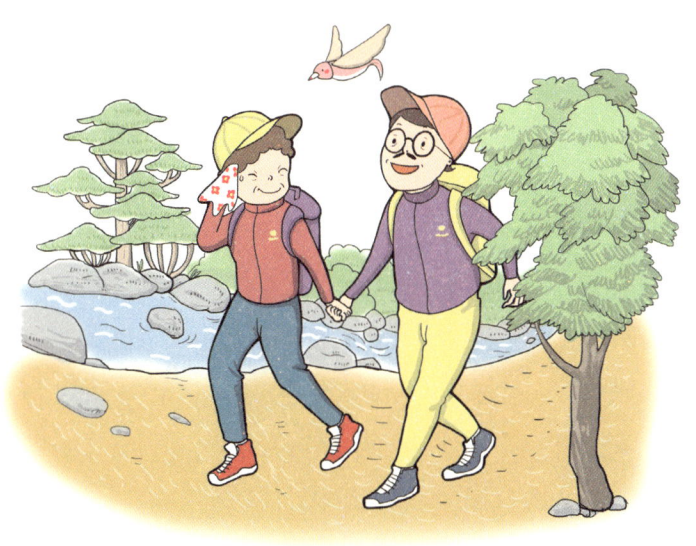

은 대립 관계가 아니라 자연의 일부라는 자연관과 인간관을 갖고 있으므로 질병을 적대시하고 증상만 치료하려 하는 대증 요법을 거부한다.

감기로 인해 급작스레 열이 오르더라도 무리하게 내리려 하지 않고 몸에게 발열의 이유를 처리할 시간을 준다. 그러면서 몸의 전체 균형이 깨졌기 때문에 나타나는 것이 질병이므로 어떤 질병 그 자체의 증상을 치료하려는 것이 아니라 몸을 전체적으로 치료하려는 것이 바로 한의학이다. 즉, 전체 요법이 한의학의 추구 방향이다.

증상의 치료가 목적이 아니라 환자의 온몸을 건강하게 유지하는 것을 목적으로 하는 한의학은, 한 마디로 병을 고치는 것이 아니라 환자를 고치는 의학이다. 진통제나 무리한 교정을 통해서가 아니라 우리의 몸과 마음을 치유하여 고유의 자연 치유력을 일깨우는 것, 그것이 한의학의 목적인 것이다.

이러한 한의학이 집중하는 것은 바로 혈액이다. 혈액을 깨끗하게 유지하고 잘 순환하게 해야 건강 상태를 유지할 수 있다고 생각하고 그 작용을 돕는 것이 한의학이다.

한의학에서 어혈과 담음을 없애면 대부분의 병이 낫는다고 본다. 어혈과 담음은 몸속의 피가 일정한 곳에 정체되어 노폐물이 쌓인 것을 말한다. 혈액이 산성화되면 끈적끈적하고 탁해지며, 잇따라 그 흐름도 원활하지 못하고 정체되어 어혈과 담음이 생기는 것이다.

02. 나이 들면 아픈 게 당연하다?

어르신들은 아프면 이렇게 말씀들 하신다.

"그만큼 썼으니 아플 때도 됐지."

물론 나이가 들면 우리 몸도 노화되고 모든 기능이 약해지는 게 사실이다. 내과적 질환도, 외과적 질환도 나이 드신 분들에게 더 많이 나타난다. 특히 요통이나 어깨·무릎 질환은 노년층에 압도적으로 많다. 오래 사용하여 약화되고 변형이 일어나고 마모되었기 때문이다.

그런데 요통이나 어깨, 무릎 통증의 완치를 보장하는 치료법은 현재까지 없으며, 통증을 완화시키는 물리 치료나 기구 사용과 소염 진통제만 반복해서 복용하고 있다. 문제는 소염 진통제의 약효가 유지되고 있을 때만 통증을 느끼지 못하고 있다가 얼마 지나지 않아 다시 아프게 되는 반복이 계속되는데도, 많은 사람들이 나이가 들면 어쩔 수 없이 받아들여야 하는 고통으로 알고 참고 지낸다는 점이다.

노화가 우리의 장기를 약하게 만들기는 하지만 그 어떤 질병도 노화만이 직접적인 원인이 되지는 않는다. 오히려 요통 등이 재발되는 이유는 장기간 사용하는 소염 진통제가 혈액의 흐름을 방해하여 몸의 자연 치유력을 둔하게 만들었기 때문으로 볼 수 있다.

근육이나 관절이 나이 들면 쉽게 약해지는 것은 그동안 근육과 관절을 제대로 관리하지 않은 탓이 크다. 근육의 경우 심하게 사용하게 되면 젖산 등의 피로 물질이 쌓이게 되고 그로 인해 혈액의 흐름이 나빠진다. 그때 우리 몸은 혈류를 좋게 하기 위해 프로스타글란딘이라는 혈관 확장 물질을 더 많이 분비하는데 이 물질이 증가되면 열이 나고 통증을 느끼게 된다. 그러니까 부기나 통증은 막히는 혈액을 원활하게 흐르게 하여 피로한 근육을 다시 정상 상태로 회복하려는 자연 치유력이 작동하고 있다는 증거이다. 관절의 이상도 마찬가지다. 관절의 기능을 정상적으로 되돌리기 위해 혈류를 증가시켜 회복에 필요한 성분을 아픈 부위에 보내려고 하는데, 그 과정에서 통증이 나타나는 것이다.

그런데 소염 진통제는 통증을 느끼지 않도록 하기 위해 프로스타글란딘의 생산을 막기 때문에 결과적으로 혈관을 닫아버리는 작용을 한다. 당연히 혈액의 흐름이 원활하지 못하게 되고 회복이 이루어지지 않아 통증이 잠시 사라지는 듯하다가도 다시 발생한다.

소염 진통제는 근육이나 관절의 통증만이 아니라 두통이나 복통 등 다양한 통증에 사용되므로 그 악영향 역시 몸 여기저기에서 일어날 수 있다. 따라서 소염 진통제 복용은 신중해야 한다. 일시적인 사용은 몰라도 오랫동안 계속해서 사용하면 혈류를 막음으로써 결국 정상 상태로 복구할 수 있는 힘, 자연 치유력을 약화시키게 된다. 그러므로 장기 복용은 피하고 질병 초기 통증이 심할 때만 사용해야 한다.

원인이 아니라 증상만을 생각하고 몸이 가진 자연 치유력을 보지 못한 채, 나이 들면 아픈 게 당연하다고 생각하고 임시방편으로 약을 남용하는 것이 병을 키우는 것임을 알아야 한다. 진통제에 의지할 것이 아니라 우리 몸의 기능이 본래대로 작동될 수 있도록, 즉 자연 치유력이 우리 몸을 관리할 수 있도록 몸 상태를 만드는 노력이 필요하다.

증상을 치료하려 하면 그때그때 통증의 강도만 줄일 뿐이다. 증상이 아니라 원인을 없애려는 노력을 해야 한다.

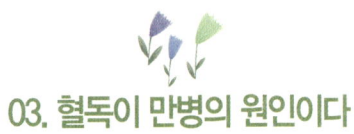

03. 혈독이 만병의 원인이다

동양 의학과 서양 의학의 차이는 자연관에서 시작된다. 그리고 병리관에서도 그 차이가 나타난다.

동서양 의학의 병리관을 간단하게 살펴보면, 서양 의학의 병리관은 세균 병리학이다. 그렇기 때문에 대부분 병의 원인을 거의 몸 밖에서 찾는다. 이러한 서양 의학의 병리관은 감기, 기관지염, 폐렴, 티푸스, 콜레라 등 균이 몸에 침입하여 생기는 급성 질환 치료에 효과적이다. 그 덕에 결핵이나 매독, 파상풍 등 과거에 많은 목숨을 앗아가던 질병에서 해방되어 그 병으로 인한 사망자 수가 크게 줄었다. 세균 병리학의 업적이고 장점이다.

그런데 현시대에 와서 잘못된 음식 문화로 인하여 발생된 성인병의 경우에도 세균 병리학으로 접근함으로써 치료는커녕 약에 중독되는 결과를 가져오는 폐해를 낳고 있다.

이러한 성인병과 자가 면역 질환은 외부에서 오는 바이러스나 세균이 아니라 몸속에서 일어나는 대사 장애와 면역의 교란인 것이다. 그러므로 몸 내부의 균형을 조절하는 치료인 한의학에 답이 있는 것이다.

서양 의학과 달리 질병의 원인을 외부에서만이 아니라 몸속에서 찾는 동양 의학은 혈독을 만병의 원인으로 보고 몸 전체를 치료 대상으로 삼는다. 동양 의학에서는 혈독이 없는 사람은 외부로부터 세균의 침범을 받아도 병에 걸리지 않는다고 본다. 같은 음식을 먹어도 탈이 나는 사람이 있고 괜찮은 사람이 있는 이유이다.

그리고 우리가 알아야 할 중요한 사실은 혈독이 생기는 원인은 바로 면역력 저하에 있다는 점이다. 많은 과정을 건너뛰고 결론을 말하자면, 피부 질환은 자율 신경이 흐트러져 몸의 균형이 깨어져 면역력이 떨어지고 각종 질병에 걸리게 되는데, 피부에 그 문제적 현상이 일어난 것이다. 그러므로 피부 질환은 면역 증강, 면역의 균형을 찾아야만 근본적 치료를 할 수 있다.

혈액이 산성화되어 탁해지면 온몸의 기능과 체력이 약화되고 그에 따라 만병의 원인이 생겨난다. 그러므로 혈액의 오염을 방지하고 혈액이 알칼리성을 유지하도록 하면 발병을 예방할 수 있다. 특히 만성 질환의 경우 체질별 맞춤 생활로 몸과 마음을 지키면서 혈액의 오염과 산성화를 예방하면 건강한 삶을 스스로 가꿔나갈 수 있다.

 모든 사람의 얼굴이 다르듯, 장기도 마찬가지다. 사람마다 오장육부의 모양과 크기도 다르고, 그 건강함의 정도도 다르다. 혈액이 더러워지면서 몸 여러 조직의 신진대사에 장애를 일으킴으로써 모든 기관의 기능 저하가 일어나고 그로 인해 병이 생기는데, 사람마다 약한 장기나 조직이 다르기 때문에 발병하는 부분도 다르다. 즉, 질병의 원인은 혈액 오염과 산성화이지만 사람에 따라 약한 부분이 다르기 때문에 각자 다른 질병으로 나타나는 것이다. 심장이 약한 사람이 혈액 오염을 방치하면 심장병, 신장이 약한 사람은 신장병, 간이 약한 사람은 간질환이 생긴다.

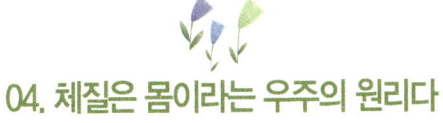
04. 체질은 몸이라는 우주의 원리다

질병은 곧 몸의 자연 치유력이 움직이고 있다는 표시이며, 우리에게 우리 몸을 돌보라고 보내는 신호이다. 혈액의 오염과 산성화로 그 사람의 오장육부 중 약한 부분에 질병이 생기며 그에 따라 사람마다 다른 질병에 걸리는 것이다.

사람마다 오장육부의 크기와 그 건강함이 다르듯, 우리 몸은 체질이라는 각각의 특징을 갖고 있다. 그러한 체질을 알고 체질에 맞게 생활하는 것이 바로 건강을 지키는 데 필요한 가장 기본적인 자세이다.

생명이 탄생하여 자라서 늙고 병들고 죽는 것은 그 자체로 자연의 질서이다. 자연의 질서는 곧 우주의 질서이며, 인간의 몸 역시 우주 질서를 갖고 있다. 몸이라는 우주를 움직이는 원리는 바로 체질이다. 살아 움직이는 몸을 가진 사람은 운행 원리인 체질을 떠난 건강이나 질병의 치유를 생각할 수 없다. 체질은 자신의 의지에 따라 선택할 수 있는 것이 아니다. 또한 우리의 몸과 정신은 유기적 관계이므로 체질은 몸과 마음의 완성체인 인간이라는 우주의 생성 원리이자 모든 것에 우선하는 질서 체계다.

몸이라는 우주 질서가 정상적인 궤도에서 유지될 때는 건강하지만 정상 궤도에서 벗어나면 병이 생기게 된다. 건강을 되찾기 위해서는 순환 원리인 체질에 따라 체질별 대응을 해야 한다.

인간은 모든 생물이 그렇듯 고유한 자연 치유력을 갖고 있으며, 개인이 가지고 있는 그러한 자연 치유력을 정상적으로 가동시키는 것이 바로 체질 의학이다.

체질이라는 원리로 움직이는 몸은 자연 치유력을 지키기 위해 몸에 맞지 않는 것이 들어오거나 맞지 않는 활동을 하면 분명하게 신호를 보내는 것이다. 그런데도 인간은 알아차리지 못하는 경우가 많다. 그러는 동안 내외부적으로 자극의 강도가 세지고 다양해짐에도 불구하고 건강 검진상 이상이 없다는 이유로 자신의 몸이 보내는 신호를 자각하지 못하게 되는 경우가 많다.

심지어 몸은 병의 신호를 감지하고 있는데도 현대의 진단 검사기로 질병에 대한 진단을 하지 못함으로써 치료를 받지 못하는 경우도 비일비재하다. 몸이 요구하는 자연의 질서를 무시하고 인위적으로 만든 기계에 모든 판단을 맡기는 맹신주의가 빚어낸 결과다. 사람은 고통을 호소하는 데도 현대 병리학이, 현대의 검사 장비가 환자가 아니라고 하니 환자의 고통과 의사의 판단은 무시되고 어떠한 처방도 할 수 없는 지경에 이르고 만다. 그리고는 정신과로 내몰리는 신세가 된다. 안정제, 수면제, 항

우울제의 노예가 되어가는 과정이다.

각자 자신에게 맞는 음식과 치료약과 치료법이 있다는 단순하면서도 분명한 기본 원리를 참 간단하게도 무시하고 사는 결과다. 그 결과 많은 질병에 휘둘려야 하는 것이다.

이러한 질병에 휘둘리지 않기 위해서는 자신의 몸이 보내는 신호를 알아차리고 적절한 대응을 하는 게 필요하다. 그러려면 우선 자신의 체질을 알아야 한다. 체질을 알고 체질에 맞게 먹고 움직이고 보충하는 것, 그러니까 체질에 맞게 생활하는 것, 그것이 바로 건강을 지키는 일인 것이다. 건강한 몸과 마음을 가졌을 때, 우리는 우리가 바라고 원하는 삶을 영위해 나갈 수 있다.

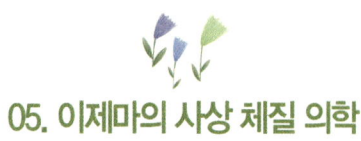

05. 이제마의 사상 체질 의학

다년간 한의원을 운영해 오면서 가장 중점을 두고 치료에 임하는 것이 사상 체질에 근간을 둔 치료 원칙이다. 사상 체질 의학을 한 마디로 요약하면, '동일한 병증을 나타내더라도 사람의 체질에 따라 치료법을 달리 해야 한다.'는 것이다.

사상 체질 의학은 이제마(李濟馬, 1836~1900) 선생이 《동의수세보원(東醫壽世保元, 1894년)》에 기록한 내용으로, 인간이 본래 가지고 태어난 신체적인 특징과 정신적인 특징, 그리고 여러 가지 다른 특성을 지닌 체질을 확률적으로 확실히 구분되는 네 가지로 나눈 것이다. 그 네 가지 체질은 태양인·태음인·소양인·소음인이다.

사상 의학은 그 이전까지의 의학 이론과는 전혀 다른 새로운 이론이었다. 이전에는 머리가 아프면 두통약을, 배가 아프면 복통약을 처방하는 등 그 병증에 따라 치료했다. 바로 '증치 의학(證治醫學)'이다. 한의학의 발생 때부터 이제마 선생까지의 한의학의 이론은 증세에 따라 치료하는 증치 의학이었다.

그런데 이제마 선생이 사람에 따라 병을 치료해야 한다는 사상

의학을 발명함으로써 획기적인 의학이 시작되었다. 그때까지의 증치 의학의 이론을 보완하고 수정하는 사상 체질 의학의 등장은 마치 현대 사회에서 인간의 유전자 지도를 완성한 것과 같이 인간의 역사에 큰 획을 그었다.

사람마다 다른 개체 차이를 고려한 맞춤 의학인 사상 체질 의학은 사람을 사상(四象)이라는 네 가지 유형으로 나누어 각 체질을 정의하고, 그에 따른 생리와 병리의 특성을 파악하여 병을 치료하는 의학이다. 즉, 병은 같아도 치료는 체질별로 달라야 한다는 이론이다.

체질 의학의 궁극적 목적은 몸의 자연 치유력을 회복하게 하는 것, 즉 몸에 해로운 것은 몸이 알아서 거부 반응을 일으키는 현상을 잘 관찰하여 그 몸에 해로운 음식과 약을 먹지 못하게 하고, 그 몸에 이로운 음식과 약을 복용하여 건강한 상태로 복원하는 것이다. 다시 말하면 인체의 본능적 감각 기능을 되살리는 것이 목표이다.

각 개인의 타고난 체질적 특성에 맞추어 이미 나타난 병증은 적절히 체질 약을 투약하여 치료하고, 자신의 타고난 성정을 잘 이해해서 자신의 마음이 외부적인 영향에 크게 동요하지 않고 평화로움을 유지하여 무병으로 장수하도록 도와주는 것이 사상 의학의 주목적이다.

사상 체질에 따른 기본적인 성정을 보면 다음과 같다.

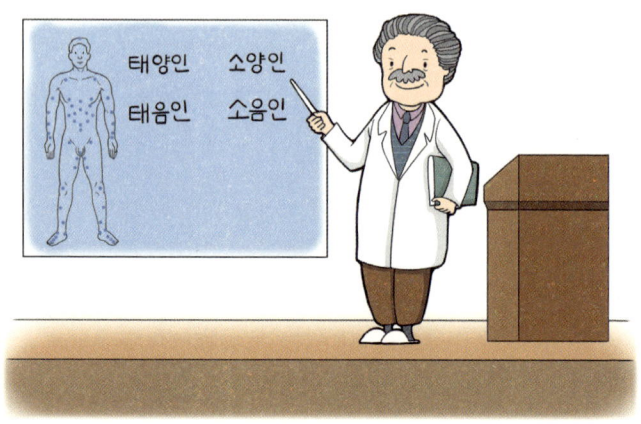

태양인의 경우 철이 없을 때는 세상을 자기 본위로 보고 자만심이 강하며 제 뜻과 다른 사람들에 대해 참지 못하는 경향이 있어서 불협화음이 생길 수 있다. 남성적인 면이 많고 여성적인 면이 적으며, 진취적 성향이 강하고 물러서지 않으려는 강력한 추진력을 가진 면이 있다. 주변 상황을 이해하고 받아들이면서 남들과 소통하도록 노력하는 자세가 필요하다.

소양인의 경우 조급하고 충동적이며, 실속 없이 허영심이 강한 성향이 있다. 솔직하고 낙천적인 자세 때문에 주위에서 사랑을 받기도 하는 성격의 소유자이며, 잘 나서기도 하지만 끝을 맺지 못하고 중도 포기를 잘 해서 작심삼일의 유형이기도 하다.

태음인의 경우 고집이 세고 교만하며, 나태하고 물욕이 많으며, 사치스럽고 이기적인 성향이 강하다. 이 점이 가장 단점이기도 하지만 이런 성향을 뛰어넘으면 일단 시작한 일을 끝까지 성취시키는 성취력이 있고, 무슨 일이든 꾸준하게 하며 오래 참고 견디는 데 능하다. 모든 일을 넓게 생각하고 이해하며, 행동이 점잖고 의젓하며 속마음을 쉽게 표현하지 않고, 매사를 신중하게 생각하여 믿음직스럽다. 사려 깊고 진중하며 끈기와 인내심이 강해서 남의 신뢰를 받으며 사회생활에 가장 적응을 잘하는 체질이기도 하다.

소음인의 경우 불안, 초조, 의타심, 질투심, 편협한 생각 등을 갖기 쉬운 기질이 많다고 볼 수 있다. 편안하면서 안일한 것을 좋아하고, 적극적이고 활동적인 면이 적다. 매사를 너무 정확하게 하려다 보니 마음이 편할 날이 없고, 한번 상처를 받거나 기분이 나쁘면 잘 잊히지 않아서 정신적 스트레스를 많이 받는다. 개인주의나 이기주의가 강하고, 남의 간섭을 싫어하고 이해타산에 얽매이며, 질투심이나 시기심이 많기도 해서 상대적으로 불면증이나 두통, 소화 불량과 같은 잔병에 가장 많이 걸리는 유형이기도 하다.

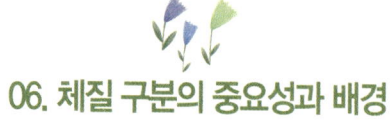

06. 체질 구분의 중요성과 배경

이제마 선생은 《동의수세보원》에서 크게 두 가지 요소를 고려하여 사상 체질을 판별한다고 밝혔다.

그 첫째는 성품과 감정을 알 수 있는 인의예지(仁義禮智)와 사단(四端)이다. 예를 무시하고 자기 멋대로 행동하는 사람을 태양인, 지를 무시하고 자신에게 유리한 쪽으로 바꾸는 사람을 소양인, 인을 무시하고 극도의 욕심을 부리는 사람을 태음인, 의를 무시하고 자신의 이익만 쫓는 사람을 소음인이라 정의한 것이다.

둘째 요소는 폐(肺)·비(脾)·간(肝)·신(腎) 등 네 가지 장의 크기를 비교하여 정하였다. 폐가 크고 간이 작은 사람을 태양인, 간이 크고 폐가 작은 사람을 태음인, 비장이 크고 신장이 작은 사람을 소양인, 신장이 크고 비장이 작은 사람을 소음인이라 한 것이다.

현대에서도 이 두 가지 요소를 기본으로 하여 체질 감별을 하고 있지만, 특히 심적인 부분을 반드시 포함시켜야 한다. 《동의수세보원》에서도 체질 판별의 많은 부분을 차지하고 있는 것이 바로 성정(性情)이다. 성정 자체를 구분하고 살피는 것 자체가 어렵기 때문에 사실 체질 판별은 어렵다. 그래도 성정을 간과한 체질 판별은 옳은 것이 아니며, 흔히 단순하게 쓰이는 기준인 골격은 체질 구분의 결정적인 요소가 아니다.

이제마 선생의 사상 체질론은 이 점을 분명히 하고 있다. 사상 체질론에서는 사람은 체질에 따라 평소에 갖고 있는 정서적 상태도 다르며, 이러한 정서적 상태가 질병의 원인이 된다고 말한다. 그러므로 같은 병증이라도 마음과 타고난 성질의 차이로 인해서 그 병의 기전이 다르게 나타난다고 밝히고 있다.

《동의수세보원》의 원문을 보면 다음과 같은 내용이 있다.

"태양인은 매번 어떤 일을 얻으려고 하나 얻지 못하여 분하고 화나는 마음이 항시 가슴속에 숨어 있다. 태음인은 항상 크게 일을 하려고 하는 마음이 존재함으로 두렵고 무서운 마음이 가슴속에 항상 숨어 있다. 소양인은 크게 일을 얻어 보려고 하나 얻지 못하여 항시 근심하고 염려하는 마음이 가슴속에 숨어 있다. 소음인은 매번 하고자 하는 바가 있는데 즐거움만을 좋아하는 마음이 가슴속에 숨어 있다."고 했다.

또한 태양인에게는 급박지심(急迫之心 : 마음이 항상 급함)이, 태음인에게는 겁심(怯心 : 겁이 많아서 무슨 일을 하든지 조심스러움)이, 소양인에게는 구심(懼心 : 의심이 많아서 남을 잘 믿지 않으며 경계함)이, 소음인에게는 불안정지심(不安定之心 :

마음이 불안정하여 좌불안석이 됨)이 항상 존재한다고 했다.
성격은 '태양인은 화통하고 직선적이어서 정신적인 세계에 큰 가치를 두고, 소양인은 매우 용맹스럽고 일을 일으키기는 잘하나 마무리에 능하지 못하고 태양인과 마찬가지로 정신적인 이익과 체면, 명예 등에 주로 얽매인다. 태음인과 소음인은 주로 몸의 문제와 물질적인 문제에 얽매인다.'고 밝히고 있다.
현대 사회에서는 체질 판별이 더욱 어려운 게 사실이지만 여러 가지 요소를 종합적으로 고려하여 판별하려는 더 절실한 노력이 필요하다. 체질을 제대로 판별하고 아는 것이 곧 건강을 지킬 수 있는 출발점이므로 이러한 노력은 계속 이어져야 한다. 그렇게 된다면 그 결과 또한 희망적일 것이라 믿는다.
사상 의학에서 말하는 체질은 평생 동안 변하지 않는다. 간혹 체질이 변했다는 말을 하거나 그런 주장을 하는 글이 있는데, 정확하게 말하면 건강이 나쁜 상태에서 좋은 상태로 바뀐 것이다. 즉, 몸의 원리인 체질이 제대로 제 역할을 하게 된 것이다. 또한 네 가지 사상 체질 중에 나쁜 체질과 좋은 체질이 따로 존재하는 것이 아니다.
정확한 체질 판별이 우선되어야 하며, '나쁜 체질, 좋은 체질'이란 구분은 있을 수 없다는 것을 기억해야 한다. 마음을 잘 수양하고, 몸을 바로 하고 체질에 맞게 생활하면, 어떤 체질이라도 몸과 마음이 다 같이 건강해질 수 있는 것이 체질의 본래적 생리이다. 병이 나도 체질을 먼저 감별한 후에 체질에 따라 처방을 하고 체질에 맞게 치료하면 건강을 되찾을 수 있다.

체질 판별은 사실 무척 어려운 것이지만 체질을 알고 그에 맞게 생활하면 새로운 인생을 시작할 수 있다. 특히 질병의 경우, 체질별 맞춤 치료를 하면 신기할 만큼 잘 낫는 것이 바로 사상 체질 의학이다.

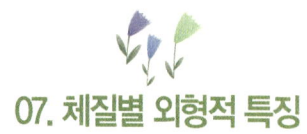

07. 체질별 외형적 특징

외형으로 하는 체질 감별은 그 정확도에 무리가 있는 것이 사실이다. 특히 모든 분야의 발달로 먹을거리가 풍부할 뿐만 아니라 다양해졌고, 몸을 움직이는 양도 점점 줄어들어 체질과 상관없이 신체 상태가 크고 건장해지기도 했기 때문에 외형으로 체질을 판별하는 것이 더욱 어려워졌다.

하지만 여전히 외모의 특징은 사상 체질 감별에 중요한 기초 자료임에는 틀림없다. 여기에 한의사의 풍부한 경험이 보태어짐으로써 정확도를 높일 수 있다.

일반적으로, 외형으로 체질을 감별할 때는 외모와 용모사기(容貌詞氣)를 판별 기준으로 삼는다. 외모는 신체의 골격과 특징, 용모사기는 얼굴의 상태와 전체적인 느낌을 중심으로 본다.

태양인

머리와 목덜미 부위가 상대적으로 발달하였고 허리 부위가 가늘다. 그렇기 때문에 기가 위로 상승된 경우이며, 눈에 광채가 있고 살이 찌지 않은 마른 편이고, 오래 걷거나 서 있는 걸 힘들어한다.
용모로 느껴지는 느낌은 건장하고 깔끔하고 당당해 보이고 거만해 보이는 느낌도 있다.

소양인

가슴과 흉곽 부위가 발달하고 엉덩이가 작아서 상대적으로 상체가 왕성하고 하체가 약하다. 가슴 부위가 발달해 있기 때문에 가슴을 쭉 펴고 다니며 걸을 때 상체가 흔들려 불안정한 느낌이 든다. 눈매가 날카롭고 입은 크지 않고 입술이 얇고 턱이 뾰족한 편이다. 그리고 머리가 앞뒤로 나온 사람이 많고, 소음인처럼 키가 작고 단정한 느낌을 주는 사람들도 있다.
용모로 느껴지는 느낌은 안정감이 적으나 날쌘 느낌을 준다. 행동이 민첩하여 경솔한 면도 많으나 활달하다.

태음인

허리 부위가 굵고 목덜미가 가늘며 상대적으로 체구가 크고 기골이 장대하다. 건장하고 뚱뚱한 사람이 많은 편이다. 혹 마른 체형이라 하더라도 뼈대는 굵다. 걸음걸이는 느리고 안정성이 느껴지나 허리를 흔들며 걷는다. 윤곽이 뚜렷한 얼굴에 이목구비가 크고 선명하며, 입술이 두툼하고 피부도 두텁다.
용모에서 느껴지는 분위기는 위엄이 있고, 어떤 행동에도 절도가 느껴진다.

소음인

엉덩이 부위가 크고 가슴은 좁아서 안정감을 느끼게 한다. 대체로 체구는 작으나 간혹 키가 큰 사람도 있다. 가슴이 빈약하고 이목구비가 오밀조밀 작은 편이며 단정하다. 걸을 때 몸이 앞으로 수그러지는 경향을 갖고 있으며, 피부는 섬세하다.
용모에서는 야무지고 단정한 느낌을 받는다.

체질 판별이 쉬운 건 아니다. 《동의수세보원》의 기록에 보면 이제마 선생께서도 체질 판별의 어려움을 말하고 있다. 그렇기 때문에 체질 의학을 따르는 후학들 역시 어려움을 겪고 있으며, 체질 진단을 좀 더 쉽고 과학적인 방법으로 할 수 있을까를 연구 노력 중에 있다.
필자는 오링테스트, 체질 설문 방법, 체질 맥법 등 여러 가지 체질 진단 방법을 거쳐서 10년 전부터는 홍채를 통한 체질 진단 방법으로 체질을 진단하고 있다.
그동안의 과정에서 볼 때 현재까지의 체질 진단 방법 중 재현성이나 객관성 면에서 홍채 체질 진단 방법이 가장 좋은 것이라 판단하고 사용하고 있는 중이다.

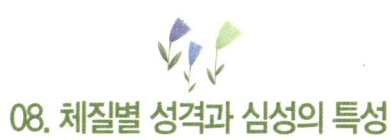
08. 체질별 성격과 심성의 특성

이제마(李濟馬) 선생은 《동의수세보원》뿐만 아니라 《격치고(格致膏)》에서도 체질을 감별하는 방법에 대해 이야기하고 있다. 두 권의 책에서는 체질을 진단하는 방법은 체형이나 외형에서 나타나는 느낌에 의한 것과 성격이나 심성(心性), 생리·병리적 증상으로 판별하는 것으로 크게 나뉜다고 밝히고 있다.

각 체질별 성격과 심성(心性)에 대하여 알아보기 전에 우선 성격과 심성에 대해 먼저 언급하겠다.

성격이나 심성은 환자의 말과 의사의 주관에 의해 결정되기 때문에 환자의 사회적 위치·가정생활·성장 환경·주위 환경·정신적 스트레스·병의 유무 등에 의해 변화가 심할 수 있다. 따라서 그 사람의 원래 성격을 정확하게 판별하는 것이 쉽지 않다. 예를 들어, 병이 드러나지 않았을 때는 성격과 심성이 가려져서 잘 안 나타나지만, 병에 걸리거나 나쁜 상황에 처하게 되면 무의식적으로 행동하기 때문에 체질 감별이 상대적으로 쉽다.

이제마 선생께서 어느 처녀 환자의 체질을 알 수가 없어 고민하다가 갑자기 여자의 옷을 벗김으로써 반사적으로 하는 행동을 관찰한 뒤 체질을 감별했다는 일화에서도 성격과 심성을 기준으로 한 체질 판별의 어려움을 짐작할 수 있다.

《동의수세보원》에서 밝히는 것에 보면 태양인은 사무(事務)에 강한 모습을 보이며 다른 사람과 쉽게 사귈 뿐만 아니라 소통력이 뛰어나고, 소양인은 교우(交遇)에 능하여 일을 잘 꾸리고 추진력이 강하고, 태음인은 거처(居處)에 능하여 무슨 일에나 쉽게 적응하고 다소 어려움이 있다고 하더라도 끝까지 밀고 나가며, 소음인은 당여(黨與)에 능하여 사람들을 잘 조직하고 관리한다.

이러한 점을 기본으로 삼아 각 체질의 성격과 심성의 특징을 보자.

태양인

태양인은 보통 사람의 생각보다 뛰어넘는 생각을 해내는 비범한 사람이 많으며, 소통성이 있고 무슨 일이나 막힘없이 시원스럽게 처리하고, 처음 만난 사람도 쉽게 사귀는 능력이 있다. 현실보다 이상을 추구하며, 어떤 일이든 주저하지 않고 척척 잘 처리하는 등 진취적이고 물러서지 않는 추진력을 갖고 있다. 하지만 앞뒤를 생각하지 않아 급진적이고 함부로 행동하기도 하고, 영웅심이 많고 남을 무시하는 경향도 있다. 방종하고 제멋

대로 행동하는 면이 있어서 사회에 적응을 못하면 따돌림을 받기 쉬우며 평생 헤어나지 못하는 경우도 있다.

남성적인 면이 많고 여성적인 면이 적으며, 항상 나아가려고 하며 물러서려고 하지 않으려는 강력한 추진력을 가진 초능력적인 면이 있다.

소양인

창의력이 뛰어나 새로운 아이디어를 잘 만들어 내고, 열정적이며 솔직·담백하기도 하다. 일을 할 때 이해와 타산을 따지지 않고 봉사 정신이 강하다. 그래서 자신의 일보다 남의 일에 더욱 열성적이며, 감정 표현도 솔직하게 잘 하는 편이라 불편한 점이 있으면 그 자리에서 풀어 버린다.

그런 반면, 한꺼번에 이런저런 일을 대책 없이 벌려 놓고 마무리를 짓지 못하는 경향이 있으며, 가정이나 개인 일은 뒷전이고 남에게 과시하는 것을 좋아한다. 그리고 지나치게 직선적이라 다른 사람에게 마음의 상처를 입히기도 하고, 또 금방 후회하여 사람들로부터 경솔하다는 평을 듣는다. 또한 감정 변화가 심하다.

태음인

공명정대한 태도를 갖고 있지만, 음흉하고 욕심이 많으며 고집이 센 편이다.

사회생활에 가장 잘 적응하는 체질로 시작한 일은 반드시 끝을 보는 성취력을 갖고 있으며, 무슨 일이든 꾸준하게 한다. 한 곳에서 오래 참고 잘 견디며, 이해력도 좋고 모든 일에 신중한 편이라 믿음을 준다. 행동이 점잖고 의젓하며 속마음을 잘 표현하지 않는다.

대신 겁이 많아 일을 해 보기도 전에 포기하는 경향이 있고 게으른 면도 있다. 많이 움직이는 것을 싫어하고, 개인적인 일에는 관심이 많지만 외부의 일에는 무관심한 편이다. 보수적이고 욕심이 많으며, 자기 것에 대한 애착이 강하다. 또한 변화를 싫어하고, 음탕한 면도 있으며, 운동보다는 도박을 좋아한다.

소음인

모든 일을 정확하게 처리하며, 예민하고 빈틈이 없어 보인다. 정확하고 예의에 어긋나는 일은 하지 않는 원칙론적인 체질로 모든 일에 치밀하고 꼼꼼하다. 가까운 사람끼리 무리를 잘 조직하고 모은다. 분별력이 강하고 세밀한 편이며, 밖에서 활동하는 것보다 사무실이나 집에 들어앉아 일하는 것을 좋아한다.

여성적인 면이 강하고, 온순하고 다정다감하며, 잔재주가 많고 가정적이다.

대신 편안하고 안일한 것을 좋아하여 적극성과 활동적인 면이 부족하고, 매사를 지나치게 정확하게 하려고 하는 탓에 마음이 늘 불안하다. 그리고 상처를 받거나 기분 나쁜 일이 있으면 잊지 못하고 자꾸 생각하여 스트레스를 받는다. 개인주의나 이기주의가 강하고, 남에게 간섭받는 것을 많이 싫어하며, 이해타산에 얽매이며 질투심과 이기심이 많다.

4장

체질 섭생으로 면역력을 높인다 : 음식 면역

01. 당신이 먹는 음식이 당신의 삶을 결정한다

체질과 가장 관련이 깊은 것이 바로 음식이다. 체질에 맞게 산다는 것은 곧 자신의 체질에 맞는 음식을 먹는 것에서 시작한다.

먹는다는 것, 그것이 우리 삶에서 차지하는 의미는 실로 엄청나다. 단순히 허기를 채우고 입을 잠시 행복하게 하는 것이 아니다.

먹는 것으로 인해 우리의 인생이 달라질 수 있다. 결코 과장된 표현이 아님을 인정하고 올바른 식생활을 실천할 때 스스로의

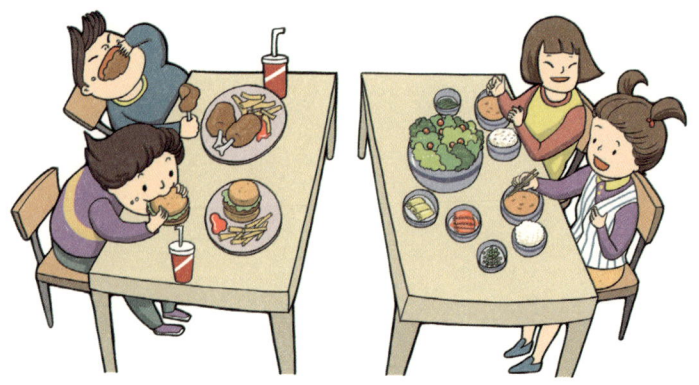

삶의 질을 높일 수 있을 것이다.

활기차고 안정적인 인생을 기쁘게 살고 있는가? 아니면 반대로 생기 없고 어둡고 불안한 인생을 살고 있는가?

철학적이라 여겨지는 이 질문은 사실 그 사람이 무엇을 먹고 사느냐에 달려 있다. 우리의 뇌와 몸의 건강은 선천적으로 타고 나는 것보다 후천적으로 먹는 것에 의해 만들어지는 부분이 훨씬 많다. 체질은 타고 나지만 무엇을 어떻게 먹고 어떻게 살아가느냐에 따라 건강한 몸으로 살 수 있는지, 없는지가 결정된다.

음식은 위장에서 위산과 효소에 의해 영양소로 분해된 뒤 장에서 흡수되어 혈액으로 녹아들어간다. 이 영양소가 혈액을 통해 뇌로 운반되어 뇌를 만들고 몸을 만든다.

뇌가 활동하면서 마음이 생겨나고, 마음을 표현하기 위해 언어를 사용하게 되고, 언어를 더 현실화시킨 것이 행동이다. 그러니까 우리의 생각과 말과 행동은 뇌 활동의 결과이다. 우리가 우리 자신의 삶을 자신이 원하는 대로 설계하고 꿈을 이루며 잘 살기 위해서 몸의 역할은, 특히 뇌의 역할은 절대적인 위치에 있다고 해도 과언이 아니다.

뇌가 건강해야 머리가 맑고 몸도 가벼워지고, 따라서 기억력과 판단력, 집중력 등 정신 활동이 왕성해진다. 우리는 일반적으로 지능은 타고 난다고, 즉 유전자가 결정한다고 알고 있기 때문에 변할 수 없다고 생각한다.

하지만 그것은 사실이 아니다. 지능, 기억력, 기질은 분명 본인의 의지에 의해 후천적으로 개선할 수 있다. 뇌가 자신의 역할을 제대로 해내면 뇌가 더욱 똑똑해져 지능이 높아지고, 머리가 맑고 기분이 좋으면 성격도 밝아진다.

그런데 뇌가 자신의 역할을 잘 하고 건강하게 움직이려면 음식에도 주의를 기울여야 한다. 즉, 뇌를 바꾸어 자신의 인생을 바꾸려면 가장 먼저 식생활을 바꿔야 한다는 것이다. 왜냐하면 우리의 몸과 마음의 상태는 우리가 먹는 음식으로 결정되기 때문이다. 그러므로 '잘' 먹어야 한다.

건강하지 않으면 그 무엇도 소용없다는 것은 새삼 말할 필요가 없을 것이다.

음식이 우리의 인생을 만들어간다는 말은 음식이 건강한 몸도 만들지만, 역으로 질병의 중요 원인이 되기도 한다는 뜻이다.

여기서 중요한 것은 자신의 몸에 맞는 음식을 먹어야 한다는 점이다. 자신의 몸에 맞지 않는 음식을 먹으면 얼마간은 몸의 자연적 건강 체계가 대응을 해서 잘 처리하지만, 계속 누적되면 결국 건강 체계가 무너지고 만다. 그 결과 몸이 이상 변이를 보이며, 암, 당뇨, 고혈압, 심장병 등의 심각한 질병으로까지 이어지는 것이다.

우리 몸은 본래 건강하게 돌아가도록 설계되어 있다. 건강한 상태일 때 몸은 자신에게 해로운 것이 몸속으로 들어오면 알아차리고 적절한 조치를 취한다. 하지만 그것도 한계가 있다. 수십 년 동안 몸에 맞지 않는 음식이나 약을 먹으면 몸의 본능은 결국 제 힘을 잃고 만다.

눈만 뜨면 원하든 원치 않든 정보가 쏟아지는 세상이다. 건강에 대한 관심이 높을수록 건강을 돕거나 질병을 치료하는 데 도움이 된다는 음식과 건강식품들이 소개된다. 그리고 자신의 체질을 고려하지 않고 남들이 좋다니까 무조건 따라 먹는 사람들이 늘고 있다. 건강하기 위해 먹은 음식이 사실은 자신의 몸에 해롭다는 것을 모르는 채 말이다.

무엇을 먹느냐에 따라 건강하게 사느냐, 질병에 휘둘리며 사느냐가 결정된다는 사실을 우리 선조들은 일찌감치 알고 실천해 왔다.

고려 시대와 조선 시대에 '식의(食醫)'라는 관직이 있었는데, 바로 임금이 먹을 음식을 관장하던 자리였다. 임금이 먹어서는 안 될 음식이 무엇이고, 또 어떤 음식을 먹어야 몸에 이로운지 밤낮으로 임금의 음식과 건강을 생각하는 일을 담당하는 '식의'를 따로 둘 만큼 음식과 건강의 연관 관계를 이미 잘 알고 있었.

또한 《동의보감》에도 '의사는 먼저 병의 근원을 밝혀 무엇이 잘못 되었는지를 알고 나서 음식으로 치료해야 한다.'고 밝히고 있듯 음식은 약으로 취급되어 왔다. 현대로 와서 의학의 발달로 치료가 가능해진 병도 많아졌지만 그에 못지않게 새로운 질병의 공격을 받게 된 이유에는 먹는 것에 대한 주의와 관심이 부족한 탓도 있다.

'식약동원(食藥同源)', 음식과 약은 근원이 같다는 사실을 잊지 말아야 건강을 지키며 살 수 있다.

몸에 좋고 영양가 있는 음식이라 해서 누구에게나 언제나 좋은 것은 아니다. 먹었을 때 자신의 몸이 보이는 반응이 부정적이면 그 음식은 맞지 않다. 그 음식의 성분이나 효능만 맹신하여 자신의 몸이 받아들이지 못하는데도 무시하고 계속 먹는다면 오히려 화를 입게 된다.

또한 부정적 반응을 보이지 않지만 건강에 이롭다는 정보만 믿고 이런저런 영양제나 건강 기능 식품을 섭취하는 것도 경계해야 한다. 자신의 몸과 맞지 않을 때는 백약이 무효할 뿐 아니라 오히려 해가 된다. 몸의 균형이 깨져서 몸 스스로 건강 상태를 유지하는 기능을 상실하게 되는 것이다.

그러므로 음식을 선택할 때 가장 기본적인 기준으로 삼아야 할 점이 바로 체질이다. 건강한 상태일 때도 그렇고, 특히 질병이 진행 중일 때는 더욱이 음식을 잘 선택하여 음식으로 질병이 나을 수 있도록 해야 한다. 음식으로 우리 몸이 스스로의 치유 능력인 면역력을 회복시킬 수 있도록 돕는 것이다.

02. 자율 신경을 자극하는 현미와 채식을 즐겨라

면역력을 높이고 체질을 바꾸는 식단으로 스스로의 건강을 지킬 때 우리는 누구나 바라는 대로 건강하게 장수할 수 있다.

사람마다 가장 적합한 음식은 다르지만, 기본적으로 현미와 채식 위주의 식생활은 건강을 위한 첫 걸음이다. 특히 병약한 사람들은 현미와 채식 위주의 식생활로 짧은 시간 내에 체질을 바꿀 수 있고 면역력을 높일 수 있다.

현미가 좋은 이유는 정백미보다 영양분이 훨씬 더 많기 때문이다. 비타민과 미네랄이 풍부하므로 이것만으로도 인체가 필요로 하는 영양소는 거의 다 섭취하는 셈이다. 거기에다 현미에는 식물성 섬유가 많이 들어 있기에 더욱 좋다.

식물성 섬유는 자체로서 특별한 영양이 있는 것은 아니지만, 건강을 유지하기 위해 꼭 필요하다. 장내의 불필요한 물질을 흡수하여 변과 함께 몸 밖으로 내보내고, 소화를 도와주는 장내의 세균을 증가시키기 때문에 면역력을 높여 준다. 또한 식물성 섬유는 여분의 콜레스테롤이나 지방을 배설해 주는 역할을 한다.

소화관은 부교감 신경이 지배하기 때문에 현미식을 하면 소화관의 작용이 활발해지고 혈액 순환도 좋아져서 몸이 따뜻해지고 피부가 윤기가 난다. 현미뿐만 아니라 야채나 버섯류, 해조류도 비타민이나 미네랄 외에 식물성 섬유가 풍부하여 면역력을 높이는 데 좋다.

몸이 필요로 하는 좋은 식품을 먹음에 있어 한 가지 주의할 점은 균형이 가장 중요하므로 식물성 섬유가 좋다 한들 그것만 많이 먹으면 안 된다는 것이다. 지나치게 많이 먹으면 오히려 소화관의 작용이 둔해져 변비를 일으킬 수 있다.

발아하는 힘이 있는 현미를 섭취함으로써 몸에 필요한 영양소를 채우면서, 역시 소화관을 자극하는 식물성 섬유가 풍부한 버섯류(베타글루칸이 풍부하고 종양 억제 작용을 한다.)와 해조류(푸코이단이 종양의 사멸을 촉진한다.)를 먹고, 야채를 통해 비타민 섭취를 하고, 고기와 생선을 통해 의욕을 북돋우고 힘을 내는 식단은 면역력을 높이는 좋은 식단이 되겠다.

한 가지 더, 찬 음료와 찬 음식은 멀리하는 게 좋다.

차가워야 맛있다는 생각에 일반적으로 맥주나 주스를 지나치게 차게 해서 먹는 경향이 있는데, 이는 몸에 좋지 않다. 물론 몹시 더운 날씨에는 찬 음료와 찬 식품이 몸을 식혀 주기 때문에 섭취해도 괜찮다. 하지만 덥지 않을 때 찬 것을 몸속에 들어가게 하면 몸이 냉해지므로 좋지 않다. 특히 몸이 냉해지기 쉬운 겨울에는 가능한 한 따뜻한 음료나 식품을 먹는 것이 건강에 좋다.

추운 겨울이라 몸도 차가운 상황에서 차가운 맥주를 마시고 싶다는 것은 자연에 어긋나는 일이다. 추울 때는 찬 것을 피하고 냉한 몸을 따뜻하게 하는 음료나 음식을 먹어야 한다. 술도 따뜻하게 데운 술 등을 조금씩 마시면 몸이 데워지므로 건강에 이로울 수 있다. 하지만 무엇이든 과하면 부족한 것과 마찬가지로 좋지 않기 때문에 과음은 특히 조심해야 한다.

03. 섭취하는 음식이 체질에 맞아야
오장육부가 편안해진다

풀을 먹는 초식성 동물들이라 해서 풀이라면 어떤 풀이든 다 먹을까? 그렇지 않다. 소, 염소, 토끼 등 초식 동물로 분류되는 동물들도 각각 먹는 풀이 따로 있다. 사람이 먹는 풀과 동물이 먹는 풀의 종류도 다르고, 같은 동물이라도 소와 토끼가 먹는 풀이 다르다.

동물들은 새끼라도 자신에게 해로운 풀은 절대 먹지 않는다. 생존 본능 때문이다. 동물은 본능적으로 자신에게 유익한 먹이와 해로운 먹이를 알고 있는 것이다.

이러한 본능적 감각으로 인해 자연 상태의 동물들에게는 약이 필요 없다. 그런데 인간이 사육을 목적으로 합성 사료를 먹이고, 호르몬제나 항생제를 포함한 사료를 먹임으로써 인간뿐만 아니라 동물들마저 생존 본성을 잃어버렸다. 그 결과 우리가 먹는 육류는 건강하지 못한, 자연의 조화가 깨진 상태의 동물일 확률이 높다. 당연히 우리 몸에도 좋지 않다.

동물들에게 각각 맞는 풀이 따로 있듯이 사람에게도 원래 자기 몸에 맞는 음식과 맞지 않는 음식이 존재한다. 그리고 몸에 맞는 음식을 먹으면 몸이 건강해지고, 몸에 맞지 않는 음식을 먹으면 병이 된다. 이렇듯 우리가 먹는 음식은 우리 몸에 맞으면 약이 되고, 맞지 않으면 독이 된다는 뜻이다.

그 이유는 사람마다 체질이 다르기 때문이다. 자기에게 알맞지 않는 음식을 장기간 먹으면 반드시 몸에 해로운 작용을 한다. 예를 들어, 자기에게 맞지 않는 음식을 장기간 먹으면 소화 기능에 이상이 생긴다. 이로 인해 소화 기능이 원활하지 않게 되면서 노폐물이 잘 배출되지 않고 축적되어 피가 탁해지고, 결국 장기나 근육, 관절 등에 염증을 일으켜 병이 되고 점점 깊은 병으로 진행된다. 몸이 고장 나면 얼굴 표정도 달라지고 성격도 변하게 된다.

자신이 먹은 음식 때문에 병이 시작되어 음식을 제대로 처리하지 못하는 상황이 되고, 몸에 필요한 성분을 얻지 못하여 또 다른 질병으로 이어지는 악순환이 시작된다. 살아가기 위해 먹는 음식인데 자신에게 맞지 않는 음식을 장기간 먹음으로써 오히려 자신을 해하게 되는 것이다.

건강하게 살려면 쾌식 · 쾌변 · 쾌면, 즉 잘 먹고 잘 싸고 잘 자야 한다는 것은 진리다. 이 세 가지가 잘 되는 출발점이 바로 먹는 것이다. 자신의 몸에 맞고 자신에게 필요한 음식을 잘 먹음으로써 건강한 삶, 행복한 삶을 만들어가는 건 바로 자기 자신의 할 일이다.

각 체질별로 이로운 음식과 해로운 음식을 간단히 살펴보자. 태양인은 담백하고 서늘한 음식이 좋고, 뜨겁거나 지방질이 많은 음식은 삼가는 게 좋다. 소양인은 신선하고 시원한 음식이 좋고, 뜨겁거나 맵고 짠 것은 해롭다. 태음인은 식욕이 왕성한 편이므로 고칼로리 음식은 멀리하고 고단백질 음식이 좋으며, 뭐든 조금 부족한 듯 먹는 게 좋다. 소음인은 따뜻한 음식은 좋지만 찬 음식은 피하는 게 좋다.

태양인

좋은 음식_ 순채나물, 솔잎, 송화, 메밀, 냉면, 새우, 굴, 전복, 소라, 붕어, 문어, 뱅어, 오징어, 게, 해삼, 포도, 감, 앵두, 다래, 모과, 머루 등

나쁜 음식_ 인삼, 녹용, 닭, 소고기, 돼지고기, 엿, 꿀, 참치

소양인

좋은 음식_ 배추, 오이, 가지, 상추, 호박, 당근, 우엉, 보리, 팥, 녹두, 참깨, 메밀, 돼지, 계란, 오리(성인병 환자는 피한다.), 굴, 해삼, 새우, 전복, 북어, 멍게, 게, 가재, 잉어, 가자미, 수박, 참외, 포도, 딸기, 바나나, 파인애플

나쁜 음식_ 인삼, 고추, 생강, 파, 마늘, 후추, 겨자, 땅콩, 카레 등 맵거나 자극성이 있는 조미료, 닭, 소고기, 우유(받지 않아

복통이나 설사, 두드러기 증상을 보이는 경우 삼간다.), 엿, 꿀

태음인
좋은 음식_ 무, 도라지, 콩나물, 토란, 버섯, 연근, 더덕, 당근, 고사리, 미역, 다시마, 김, 고구마, 콩, 호두, 땅콩, 은행, 잣, 밀, 율무, 밀가루, 두부, 콩비지, 들깨, 수수, 현미, 소고기, 우유, 버터, 치즈(성인병 환자는 금한다.), 명란, 우렁이, 뱀장어, 대구, 자두, 살구, 매실
나쁜 음식_ 배추, 사과, 달걀, 닭고기, 돼지고기, 염소고기

소음인
좋은 음식_ 미나리, 시금치, 쑥갓, 파, 마늘, 생강, 고추, 양배추, 감자, 찹쌀, 차조, 닭, 양, 염소, 명태, 미꾸라지, 도미, 조기, 멸치, 민어, 대추, 들깨, 겨자, 후추, 카레, 사과, 토마토, 귤, 복숭아
나쁜 음식_ 메밀, 배추, 고구마, 밤, 오이, 호두, 녹두, 보리, 팥, 돼지고기, 쇠고기, 우유, 수박, 참외, 풋과일

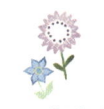

04. 편식해라

음식을 가려 먹는다고 하면 대부분 까다로운 사람으로 취급한다. 뭐든지 잘 먹어야 성격 좋은 사람이고 건강하다고 생각한다. 특히 아이들에게 가리지 말고 잘 먹어야 한다고 강조한다. 물론 몸에 필요한 영양소가 고르게 섭취되도록 먹는 것은 중요하다. 하지만 자신의 몸에 맞는 음식으로 고른 영양을 섭취하는 지혜가 더 필요하다.

무슨 음식이든 골고루 먹어야 건강하다는 말은 사실 위험한 말임을 알아야 한다.

사람마다 체질이 다르고 또한 현재 건강 상태가 다르므로 자신의 몸과 상태에 맞는 음식을 먹어야 건강을 유지할 수 있다. 아무리 좋은 음식이라 해도 자신에게 안 맞으면 에너지를 얻는 게 아니라 병을 얻을 수 있다.

예를 들어 인삼을 보자. 보약의 대명사로 불리는 인삼이고 그 효능도 물론 좋다. 하지만 몸에 열이 있는 체질의 사람이 인삼을 비롯하여 고추, 후추, 마늘, 양파 등 열을 내는 음식을 계속 먹으면 몸에 해를 끼친다. 그리고 찰떡이나 피자, 닭고기를 즐겨 계속 먹으면 변비증상이 생기고 어느새 짜증을 잘 내는 사람이 되고 마음은 조급해진다. 점점 감정 조절이 안 되고 화를 잘 내서 사람들로부터 경계 대상이 된다.

성질이 급하고 참을성이 없고 화를 잘 내는 사람들을 보면 대부분 몸에 열이 상존하는 사람들이다. 그들은 몸에 열이 많기 때문에 자신도 모르게 소리를 지르고 짜증을 부리게 된다. 그래야 몸의 열을 발산할 수 있기 때문이다. 이런 사람들이 자신의 체질에 맞지 않는 음식을 지속적으로 먹으면 몸도 성격도 더 안 좋아진다. 자신의 체질에 맞춰 필요한 영양소를 섭취해야 몸을 건강하게 유지하고 마음 상태도 편안해진다.

건강을 위해서는 오히려 편식을 해야 한다.

태양인의 경우 맵고 뜨거운 음식이나 지방질이 많은 음식, 고칼로리 음식이 해롭다.

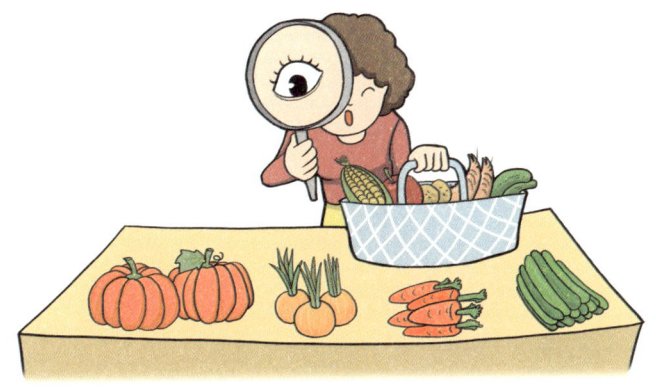

소양인의 경우 뜨거운 음식이 해롭다.
태음인의 경우 고칼로리 음식과 지방식이 해롭다.
소음인의 경우 찬 음식이 해롭다.

체질별 궁합이 맞는 곡물

태양인 : 메밀, 백미현미, 팥, 옥수수, 옥수수 마가린

소양인 : 호밀, 보리, 멥쌀, 녹두, 청포묵, 완두콩, 참깨

태음인 : 밀, 율무, 콩(콩나물, 된장, 청국장, 두부, 콩비지, 두유), 메주콩, 강낭콩, 찹쌀, 찹쌀현미, 수수

소음인 : 좁쌀(차조), 흑미, 들깨, 서리태, 서목태

체질별 궁합이 맞는 채소 · 버섯 · 해초

태양인 : 감자, 붉은 호박, 부추, 상추, 양상추, 배추, 브로콜리, 오이, 더덕, 비름나물, 아욱, 송이버섯, 양송이버섯, 새송이버섯, 목이버섯, 석이버섯, 팽이버섯, 홍차버섯, 능이버섯, 김

소양인 : 질경이나물, 숙주나물, 오이, 치커리, 수세미, 두릅, 우엉, 당근, 양배추, 감자, 느타리버섯, 팽이버섯, 알로에, 갓, 냉이, 고추냉이, 미더덕

태음인 : 연근, 토란, 도라지, 취나물, 참나물, 고사리, 미나리, 무, 순무, 고구마, 야콘, 마, 곤약, 케일, 신선초, 근대, 청경채, 양파, 머위, 죽순, 표고버섯, 상황버섯, 영지버섯, 다시마, 파래

소음인 : 깻잎, 시금치, 달래, 쑥, 쑥갓, 파, 마늘, 생강, 고추, 고춧잎, 피망, 산초, 고들빼기, 씀바귀, 차가버섯, 아가리쿠스버섯, 함초, 미역

체질별 궁합이 맞는 과일·열매

태양인 : 감, 곶감, 감식초, 사과, 사과식초, 모과, 다래, 코코넛, 레몬, 망고, 자몽, 키위, 포도, 포도시유, 머루, 후추, 올리브, 올리브유, 아몬드, 땅콩, 구자

소양인 : 토마토, 딸기, 바나나, 파인애플, 석류, 호두, 산수유, 구기자, 으름, 수세미, 지부자, 차전자, 복분자

태음인 : 은행, 잣, 자두, 살구, 수박, 멜론, 참외, 배, 밤, 버찌, 체리, 블루베리, 매실, 도토리, 해바라기씨, 오미자, 사상자, 피마자, 상삼자, 산조인

소음인 : 탱자, 귤, 오렌지, 한라봉, 복숭아, 유자, 견우자, 비자

체질별 궁합이 맞는 생선·어류

태양인 : 도미, 우럭, 조기, 민어, 다금바리, 능성어, 잉어, 붕어, 새우, 성게알, 골뱅이, 조개류, 오징어, 문어, 해파리

소양인 : 광어, 가자미, 임연수어, 병어, 방어, 까나리, 곰치, 복어, 쥐치포, 다슬기, 가물치, 우렁, 달팽이, 소라, 멍게, 해삼, 굴, 전복, 낙지, 쭈꾸미

태음인 : 아귀, 돗새치, 꽁치, 갈치, 대구, 전어, 날치, 상어, 고래, 명태류(노가리, 코다리, 북어, 황태, 생태, 동태, 창난젓, 명란젓), 개불, 게, 가재, 송어, 은어

소음인 : 붕장어, 먹장어, 뱀장어, 멸치, 참치, 삼치, 고등어, 정어리, 홍어, 농어, 청어, 밴댕이, 연어, 가오리, 미꾸라지, 메기, 산천어, 빠가사리, 쏘가리, 숭어

체질별 궁합이 맞는 육류

태양인 : 오리고기

소양인 : 돼지고기, 오리고기

태음인 : 쇠고기(우유, 요구르트, 치즈, 버터)

소음인 : 닭고기, 옻닭, 계란, 꿩, 참새, 흑염소, 양고기

05. 보약과 보양식도 체질에 맞아야 효과를 본다

음식이 몸을 이롭게 하기도 하고 해롭게 하기도 하는데 약은 오죽하겠는가?

생활 수준이 향상되면서 건강한 삶에 대한 욕구도 커졌다. 그에 따라 보양에 대한 관심이 확대되어 일반적인 식사 외에 각종 건강 보조 식품의 소비가 증가하면서 그 종류와 공급이 크게 늘어났다. 그러다보니 검증되지 않은 경로를 통한 건강 보조 식품이나, 검증이 되었다 하더라도 자기 체질에 맞는지 아닌지 모르는 상태에서 건강 보조 식품을 먹는 경우가 빈번하다. 건강 보조 식품의 오·남용은 오히려 건강을 악화시키고 질병의 원인으로 제공될 수 있다.

보약이나 보양식도 마찬가지다.

보약은 몸을 보하는 한약을 말한다. 이때 몸을 보(補)한다는 것은 몸의 허한 부분을 채워준다는 뜻이다. 우리 몸의 특정 장부의 기능이 약해졌거나 우리 몸의 기혈음양(氣血陰陽)의 요소 중 어느 하나, 혹은 몇 가지가 부족한 상태일 때 몸이 허하다고 한다. 몸이 허할 때는 병이 생기는 원인에 대항하여 싸우는 저항력이 약하기 때문에 병에 잘 걸리고 병에 걸린 후에는 잘 낫지 않는다.

그런데 보통 보약은 병이 없을 때 더 건강해지려고 몸을 보하기 위해, 치료약은 병에 걸렸을 때 치료하기 위해 쓰는 것으로 구분하는데 이는 잘못된 구분이다. 몸을 보하는 방법은 한의학의 대표적인 8가지 치료법〔한(汗)·토(吐)·하(下)·화(和)·온(溫)·청(淸)·소(消)·보(補)〕중 하나이므로 보약도 치료약에 속한다.

만약 몸의 특정 부분이나 기능이 지나치게 항진된 상황이라면 그 증상을 치료하는 치료가 선행되어야 하므로 보하는 방법을 함께 사용할 수 없다. 하지만 그렇다고 해서 보약과 치료약이 확연히 다르다는 인식은 잘못된 것이다. 한의학에서 몸을 보하는 것은 엄밀한 의미에서 치료를 하는 것이기 때문이다. 즉, 몸을 조화로운 상태로 이끌어 주는 것이기 때문이다.

한의학에서는 우리 몸의 오장육부와 정신, 기혈, 음양이 한쪽으로 치우치지 않고 서로 조화를 이루고 균형을 이루도록 하는 것을 치료 목적으로 한다. 그리고 그 목적을 이루기 위해 몸이 허한 곳, 즉 부족한 곳은 채우고, 실한 곳, 즉 남는 곳은 깎아 주어 중화(中和)를 이루고자 하는 것이 체질 의학의 기본 개념이다.

이때 채우고 덜어내는 방법은 사람의 체질마다 달라야 한다. 그러므로 보약이나 보양 역시 반드시 사람의 체질과 병의 양상을 함께 고려하여 맞는 것을 먹어야 한다. 치료약이 아니므로 보약이나 보양은 어떤 약재나 식재료든 누구에게나 사용해도 좋다는 생각은 무척 위험하다.

한약재 역시 음식과 마찬가지로 자기 체질에 알맞은 약재가 있고, 자기 체질에 전혀 맞지 않는 것이 있다. 본인 체질에 맞지 않는 약은 그게 무엇이든 건강을 좋게 하거나 질병을 낫게 하는 약이 아니라 오히려 독약이 된다.

예를 들어, 일반적으로 보약으로 알려진 인삼, 녹용, 꿀이 모든 사람에게 다 맞는 것은 아니라는 것은 이제 많이들 알고 있다. 인삼과 꿀은 소음인에게는 보약이지만, 소양인에게는 거의 독약과 비슷한 작용을 한다.

인삼은 그 성질이 따뜻하고 뜨겁기 때문에 원래부터 속열이 많은 체질인 소양인의 몸에 들어가면 오히려 해롭다. 즉, 인삼은 소음인에게는 소화제와 몸을 데워 주는 보약으로 작용하지만, 소양인에게는 변비와 이명, 난청, 두통을 일으키게 하는 약재인 것이다.

녹용도 태음인에게는 보약으로 작용하지만, 소양인에게는 목덜미가 뻣뻣해지면서 불편한 통증이나 두통과 변비, 비만을 생기게 한다.

하나의 약재나 음식물이 보약으로 작용하느냐 독약으로 작용하느냐는 자기 체질에 맞는 약을 먹으면 약이 되고, 맞지 않는 약을 먹으면 독이 되는 이치인 것이다.

그리고 보약은 체질만이 아니라 나이도 고려해서 지어야 한다. 같은 체질이라도 어린이, 청년, 장년, 노인에 따라 필요한 약재가 따로 있기 때문이다. 특히 어르신들이 보약을 먹으면 죽을 때 고생한다는 말을 믿고 보약 드시는 걸 걱정하는 경향이 있는데, 그 말은 참으로 터무니없는 말이다. 보약을 먹어서 죽을 때 편안히 죽지 못하고 고통스러운 수명을 질질 끌게 되는 것이 아니다. 그 질병의 증상과 당사자의 몸 상태와 대처 방법에 따라 나타나는 증상일 뿐이다. 오히려 보약을 먹은 사람은 그렇지 못한 사람보다 당연히 건강하게 평생을 보내고 또 오래 산다.

더구나 이제 백세 시대이다. 자신의 체질에 맞는 맞춤 보약으로 더 건강하게 백세 시대를 누릴 수 있어야 한다. 보약은 예방 의학이라는 서양 의학의 개념과 비슷하며, 서양 의학보다 더 오랫동안 구체적이고 다양한 방법으로 연구되어 왔고 임상에서도 이미 그 효과를 충분히 증명하고 있다. 질병 예방뿐만 아니라 항노화 분야에서도 한의학의 성과는 뛰어나다.

건강 보조 식품이든 보약이든, 보양 식품이든 자신에게 맞는 것이어야 그 본래의 역할을 할 수 있다는 것을 분명하게 인식해야 한다. 그러니까 음식이나 약 등 우리 입으로 들어가는 모든 것은 자기 체질에 맞을 때 긍정적인 효과를 볼 수 있고, 반대로 맞지 않을 때는 오히려 몸에 나쁜 영양을 미치는 것임을 가볍게 여기지 말고 생활 속에서 실천해야 한다.

06. 입맛 없을 때 체질 따라 좋은 음식 챙겨 먹자

여름철이면 폭염과 열대야가 되풀이되고 입맛이 떨어지기 쉽다. 그래서 끼니를 거르거나 간단한 음식으로 때우는 사람들도 늘어난다. 그런데 여름에는 땀을 많이 흘리고 에너지 소모량이 많기 때문에 영양을 충분히 섭취하지 않으면 기운이 더욱 떨어지면서 면역력도 떨어진다.

입맛이 없는 여름철일수록 고른 영양소를 섭취해야 건강을 유지할 수 있다. 기운이 없다고 보신탕이나 삼계탕 등 고단백, 고칼로리 음식만 찾는 것은 옳지 않다. 사람마다 특정 영양소가 부족하기 마련인데 남들이 먹는다고 자신의 체질을 고려하지 않고 무조건 고기만 주로 먹는 것은 오히려 몸에 해가 된다.

자신의 식습관을 살펴봐서 어떤 영양소를 많이 섭취하고 적게 섭취하는지 파악한 다음, 부족한 영양분이 들어 있는 음식을 먹도록 해야 한다.

사상 체질에 따라 여름철에 권장하는 음식과 피할 음식을 살펴보자.

태양인

붕어찜 : 가슴 윗부분이 발달했지만 허리 아래 부분이 약하다. 이들은 더위에 쉽게 지치는 타입이므로 열을 내는 음식은 좋지 않다. 대신 담백하고 피로해소와 기력 회복에 좋은 붕어찜 같은 것이 안성맞춤이다.

태음인

육개장 : 몸집이 크고 땀을 많이 흘리는 태음인 체질의 사람은 쇠고기 육개장이 좋다. 쇠고기 육개장은 단백질이 풍부해 체력을 보강하기 좋고 비장과 위장을 보호한다. 반면 태음인은 비만, 고혈압 위험이 높은 체질이므로 자극성 음식이나 고지방 음식은 피한다.

소양인

오리고기 : 어깨가 벌어져 있지만 엉덩이 부위가 빈약한 사람이 많다. 머리가 작고 둥근 편이다. 이들에게는 삼계탕이 오히려 독이 될 수 있다. 신장이 약하고 열이 많아 삼계탕이나 보신탕처럼 열을 내는 음식은 설사의 원인이 된다. 소양인에게 맞는 음식은 돼지고기나 불포화 지방산이 많은 오리고기가 제격이다.

소음인

삼계탕 : 몸이 차고 땀을 잘 흘리지 않는 소음인은 상체보다는 하체가 발달했고 체격이 작고 마른 사람들이 많다. 이들에게 좋은 것이 대표적인 여름철 보양식인 삼계탕과 보신탕이다. 대신 찬 음식은 피해야 한다. 몸이 원래 차기 때문에 찬 음식은 배탈 설사를 일으킬 수 있다.

채소·과일·한방차는 기력을 보충해 준다. 체질에 맞는 고기와 함께 채소를 섞어 먹으면 여름 더위 속에서도 체력을 보충하여 건강을 지킬 수 있다.

키위 : 비타민 C가 오렌지의 3배이며 과일 중 영양가 1위이다. 하지만 100g당 열량이 54kcal에 불과하다.

더덕 : 산에서 나는 고기라는 별명을 갖고 있으며 섬유질이 풍부하다. 사포닌과 이눌린 성분은 위장은 물론 폐와 신장에 좋다.

한방차 : 오미자나 영지 등을 달여 물처럼 자주 마시면 원기 회복과 장 보호에 도움이 된다.

부추 : 비타민이 풍부하며 간 기능 강화와 혈액 순환에 좋다. 만성 요통, 감기, 설사, 빈혈 치료에도 효과적이다.

가지 : 냉한 성질을 가져 고혈압 환자나 몸에 열이 많은 사람에게 좋다.

버섯 : 비타민과 무기질이 풍부하고 콜레스테롤을 낮추는 효과가 있다.

농어 : 고단백 저지방 식품이며 단백질, 칼슘, 철분이 풍부하다.

양고기 : 칼슘, 인, 아연 등 무기질이 풍부해 비장과 위를 튼튼하게 하는 등 오장 보호에 좋고, 빈혈 예방에도 좋다.